Margot Hellmiß

Die besten Rezepte

Apfelessig-Cocktails

Über 70 Drinks mit dem bewährten Naturheilmittel.
Vitaminreiche Mixgetränke für Fitness und Vitalität

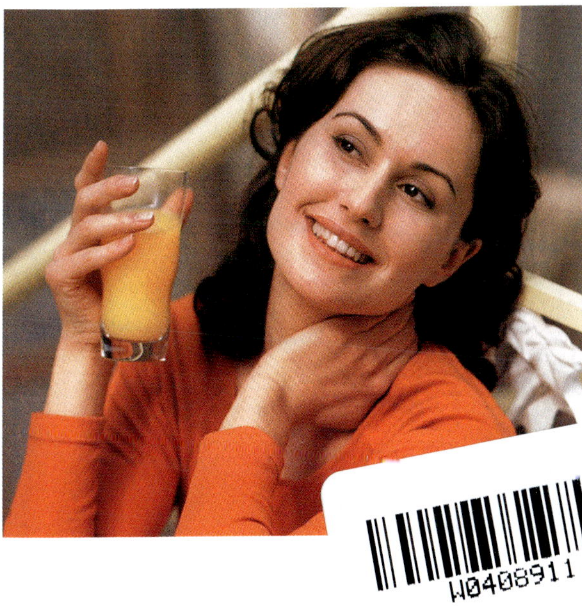

Südwest

Inhalt

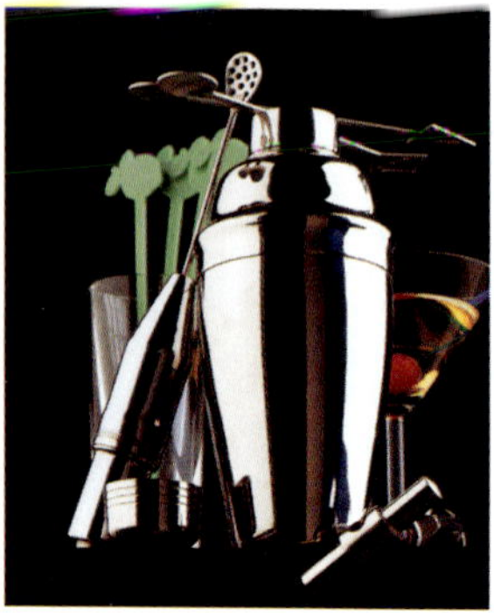

Apfelessig in die Hausbar? Keine schlechte Idee, denn mit dem gesunden Säuerungsmittel lassen sich die erstaunlichsten Drinks zaubern.

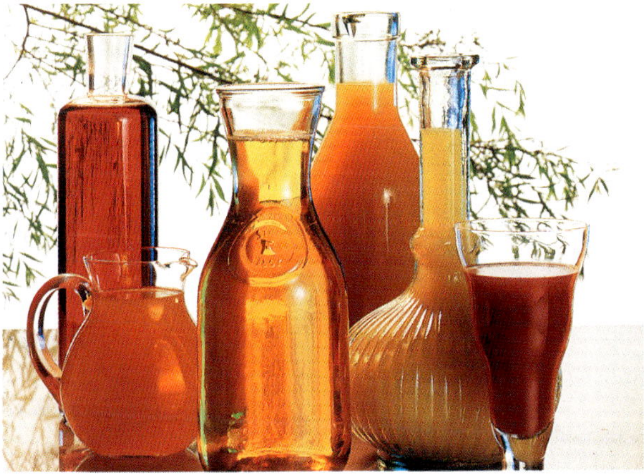

Fruchtsäfte bilden eine ideale Grundlage für mit Apfelessig angereicherte Drinks. Aber auf gute Qualität sollten Sie achten.

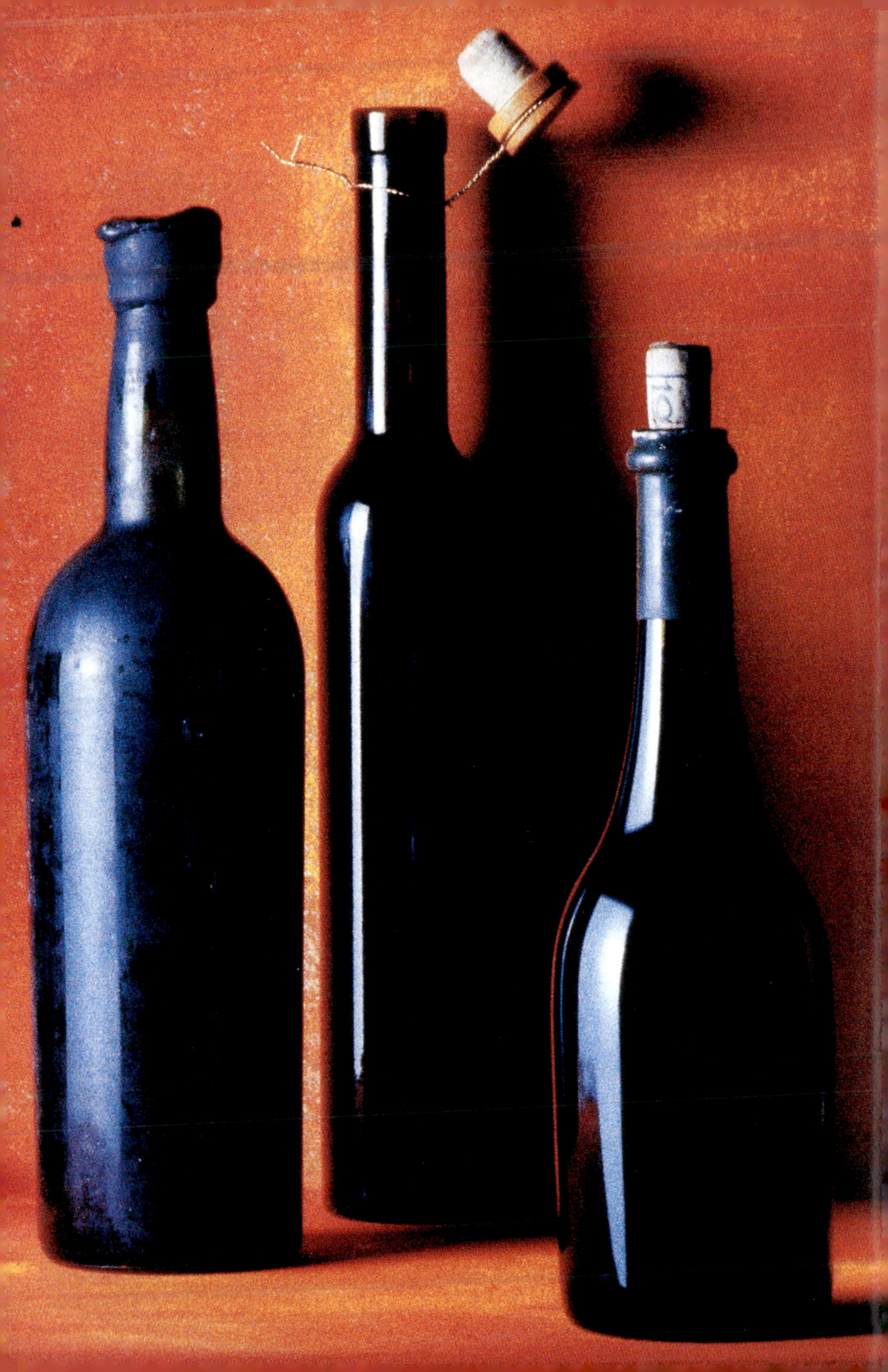

Apfelessig – neu entdeckt

Keines der altbewährten Hausmittel, sei es Kamillentee, Knoblauch, Heilerde, Franzbranntwein, Baldrian oder was auch immer, erregte in jüngster Zeit so viel Aufsehen wie Apfelessig. Über ein Dutzend Neuerscheinungen rund um die fruchtige, goldbraune Gärflüssigkeit verzeichnete der Buchhandel allein im Jahr 1997. Und ein Ende dieses Booms ist längst noch nicht in Sicht. Denn zunehmend bestätigt sich, was man schon zu Urgroßmutters Zeiten aus langjähriger Erfahrung wusste: Apfelessig ist gut für die Gesundheit. Doch wer ahnt schon, dass sich mit Apfelessig auch spritzige Drinks anrühren lassen? Auf einfache Weise lässt sich so Genuss und Gesundheit in die Cocktailgläser zaubern.

Essig – ein uraltes Kulturgut

In fast allen Hochkulturen vergangener Epochen – in Ägypten, Babylonien, Assyrien, Phönizien, Griechenland und Rom – nutzte man den flüssigen Sauer-Stoff zum Würzen und Konservieren von Fisch, Fleisch und Gemüse, mit Wasser vermischt als Erfrischungsgetränk und Stärkungsmittel, zur Wunddesinfektion und Hautpflege und zur Behandlung einer Reihe von Krankheiten und Beschwerden.

Apfelessig ist mehr als eine bekannte Würzflüssigkeit. Er ist ein Universalmittel und tut »eine ganze Anzahl verschiedener Dinge aufs beste und ohne schädliche Nebenwirkungen«, wie Cyril Scott es formulierte.

Schon Hippokrates (460–375 v. Chr.) verordnete gerne essigsaure Verbände bei Hautentzündungen und Schwellungen. Und Plinius der Ältere (23–79 n. Chr.) schrieb den Essiganwendungen sogar Verdienste zu, »ohne die das Leben von seiner Süße verlieren würde«.

Die herausragende Bedeutung des Essigs in der römischen Küche zeigt sich beispielsweise an den schriftlichen Hinterlassenschaften des Feinschmeckers Marcus Gavius Apicius, der in der Zeit um Christi Geburt lebte, oder des Lucius Junius Moderatus Columella, der 50 n. Chr. das Werk »De re rustica« verfasste. Daraus geht hervor, dass die alten Römer essigsaure Gerichte über alle Maßen schätzten und unter Zuhilfenahme von Sauerteig versuchten, aus Trauben, Feigen oder Gerste einen möglichst sauren Würzessig zu brauen. Auch das Einmachen in Essigmarinaden, die viel Salz und Honig und je nach Bedarf Zwiebeln, Oliven, Fenchel, Kümmel, Minze oder andere Kräuter und Gewürze enthielten, war gang und gäbe.

Sebastian Kneipp (1821–1897) kannte Essig bereits als Schlankmacher. Er warnte allerdings vor allem junge Frauen eindringlich davor, Unmengen von Essig zu trinken, nur um einem fraglichen Schönheitsideal rascher gerecht zu werden.

Essig bei römischen Festgelagen

Wenn man an die legendären Orgien der wohlhabenden Patrizier oder gar der beiden Schreckenskaiser Caligula (12–41 n. Chr.) und Nero (54–68 n. Chr.) denkt, machte diese Essigverliebtheit durchaus Sinn. Denn ohne die mürbe machende Wirkung des sauren Gärprodukts wären die Unmengen von Lammfleisch, Wildschwein, Wachteln, Tauben oder Straußenkeulen, die bei solchen Fressorgien zum Verzehr kamen, wohl ungenießbar gewesen. Die Reichsten der Reichen ließen sich übrigens nicht den billigen Essig der gemeinen Römer auftischen. Sie bevorzugten teure Importware aus Ägypten. Von dem halb verrückten Caligula weiß man noch, dass er bei Gelagen gerne Essig trank, in dem er einige Perlen aufgelöst hatte. Ob er damit seiner Verdauung auf die Sprünge helfen oder mit dem »perlenden« und damit überaus kostbaren Getränk nur seinen unermesslichen Wohlstand zur Schau stellen wollte, ist allerdings nicht überliefert.

Posca gegen Infektionskrankheiten

Das einfache Volk und die römischen Soldaten mussten sich da mit weniger erlesenen Genüssen zufrieden geben. Sie tranken zur Stärkung und gegen den Durst Posca, ein schlichtes Gemisch aus gekräutertem Essig und Wasser. Dafür waren die Legionäre dann weniger anfällig für Darm- und Infektionskrankheiten und insgesamt leistungsfähiger als ihre wohlhabenden Dienstherren. Auch der Genuss von nicht ganz einwandfreiem Wasser aus einem Fluss oder verschlammten See wurde durch die Essigbeimischungen ermöglicht, da die Essigsäure bis zu einem gewissen Grad Krankheitskeime im Wasser abtötet. Jedenfalls scheint die Posca mitverantwortlich dafür gewesen zu sein, dass dem römischen Heer lange Zeit größere Seuchen erspart geblieben sind.

Essig diente damals nicht nur zum Würzen und Konservieren. Er war auch als Stärkungsmittel sehr beliebt, beispielsweise als Morgensuppe, die neben Essig noch saure Milch und Mehl enthielt.

Das saure Mittelalter

Im Mittelalter hatte Essig einen ähnlich hohen Stellenwert wie bei den alten Römern. In Essig eingelegte Nahrungsmittel waren haltbarer als Frischkost. Und selbst Speisen, die ihr Haltbarkeitsdatum schon überschritten hatten, konnten mit reichlich Essig oftmals noch genossen werden. In Zeiten, da es weder Kühlschränke noch Vakuumverschlüsse oder chemische Konservierungsmittel gab, war dies wohl auch der Grund dafür, dass sich ganz allgemein eine Vorliebe für extrem essigsaure Gerichte herausbildete.

Zwei Drittel aller mittelalterlichen Rezepte sollen auf der Basis von Essig verfertigt worden sein. Im Jahr 1190 hat Hartmann von der Aue diese Vorliebe in der gleichnamigen Dichtung über Iwein, einer Figur aus der Artussage, mit den Worten festgehalten: »Ihm war der Pfeffer teuer, das Salz und der Essig.«

Der Stoff, aus dem der Apfelessig wird

Ein die Gesundheit fördernder naturbelassener Apfelessig besteht aus entsafteten und vergorenen Äpfeln. Mehr sollte ein biologisch-dynamischer Apfelessig nicht enthalten, damit die wichtigen Biostoffe nicht verloren gehen. Wenn die Äpfel voll ausgereift geerntet werden, enthalten sie eine ausreichende Menge wichtiger Nährstoffe.

- Die Festigkeit der Äpfel beruht auf Pektin und weiteren Ballaststoffen; auch Vitamin C und Bioflavonoide haben sich bis zur Reife im Fruchtfleisch angesammelt.
- In der Schale erfolgte die Bildung von Fettsäuren, die das Fruchtfleisch schützen.
- Eiweiß, Kohlenhydrate, Wasser und Mineralstoffe dienten während des Wachtums als Vorratsdepot.

Werden die reifen Äpfel im Ganzen entsaftet, findet sich diese Fülle an Biostoffen auch im Endprodukt Apfelessig wieder. Beim Einkauf sollte darauf geachtet werden, dass der Essig weder pasteurisiert, gefiltert noch geschwefelt wurde.

Die Vitaminbombe

Äpfel zählen zu den gesündesten Nahrungsmitteln, die uns die Natur bietet. So stecken im unbehandelten Apfelessig die wichtigen Vitamine A, B, C, E, Beta-Karotin und Rutin, außerdem die Mineralstoffe und Spurenelemente Eisen, Kalium, Kalzium, Magnesium, Natrium und Phosphor, die den Stoffwechsel im menschlichen Organismus günstig beeinflussen. Dem Pektin wird außerdem eine cholesterinsenkende Wirkung nachgesagt. Wer jeden Tag ein Schlückchen Apfelessig oder eine Frucht vom alttestamentarischen »Baum der Erkenntnis« kostet, hat somit erkannt, wie er schnell und einfach eine Vielfalt an Vitaminen und Mineralstoffen zu sich nehmen kann.

So wirken die Vitamine und Mineralstoffe im Körper

Je nach Anbaugebiet und Sorte unterscheiden sich die Inhaltsstoffe der Äpfel und damit auch die Zusammensetzung der Stoffe im Apfelessig. Schon der Vitamin-C-Gehalt schwankt zwischen 3 und 35 Milligramm. Entscheidend sind jedoch weniger die absoluten Milligrammbeträge als vielmehr die Kombination der einzelnen Vitamine und Mineralstoffe. In der kompakten Apfelfrucht sind bis zu etwa 300 Biostoffe enthalten, z. B.:

- Vitamin A: Wichtig für die Augen, schützt die Haut und Schleimhäute, stärkt Immunkräfte und fördert das Körperwachstum
- Vitamin B1: Wichtig für das Nervensystem, macht geistig frisch und fit und dient der Wundheilung
- Vitamin B6: Stärkt die Abwehrkräfte, wirkt hilfreich bei Stress, beugt Osteoporose und möglicher Bindegewebsschwäche vor
- Vitamin B12: Sorgt für ein gut funktionierendes Nervensystem und ein gutes Gedächtnis, dient als Stimmungsaufheller und ist wichtig für den Knochenaufbau
- Vitamin E: Beugt Herz- und Kreislauferkrankungen sowie Durchblutungsstörungen vor, erfrischt welke und müde Haut und wirkt entzündungshemmend
- Beta-Karotin: Bindet freie Radikale und verhindert auf diese Weise Zellschäden und die damit verbundenen Krankheiten, schützt die Augen vor grauem Star, kräftigt das körpereigene Immunsystem
- Eisen: Wichtig für die Produktion roter Blutkörperchen und die Sauerstoffversorgung in den Zellen, wirkt vorbeugend gegen Blutarmut
- Kalium: Wirkt entschlackend und entgiftend, kräftigt die Herzmuskulatur, lindert Müdigkeit und Kreislaufbeschwerden, unterstützt und festigt das Bindegewebe und fördert den Knochenaufbau
- Kalzium: Wichtig für die Blutgerinnung, die Zähne, Muskeln und Nerven
- Rutin (Flavonoid): Fördert nicht nur die Vitamin-C-Aufnahme, wirkt auch durchblutungsfördernd und gefäßerweiternd und dient der Vorbeugung gegen Bluthochdruck und hohe Cholesterinwerte
- Pektin in natürlichem Apfelessig senkt die schädlichen Blutfettanteile, die so genannten LDL-Cholesterine, und erhöht gleichzeitig die so genannten heilsamen Blutfette, die HDL-Cholesterine. Diese bewirken eine Beschleunigung des Blutflusses und verringern Ablagerungen in den Blutgefäßen, was sich vorbeugend auf Schlaganfälle und Herzinfarkte auswirkt.

Die Wertstoffe des Apfels sind optimal aufeinander abgestimmt. Ihre Wechselwirkungen sind so vielfältig, dass sie ernährungsphysiologisch noch nicht endgültig erfasst sind.

Die Essigsieder von Orléans

Ein Tipp für die schlanke Linie: Der säuerliche Grundgeschmack des Apfelessigs lässt vor allem das verhängnisvolle Verlangen nach Süßigkeiten oder fettigen, stark gesalzenen Speisen schwinden.

Der Bedarf an Essig war im Mittelalter bereits so groß, dass Straßenhändler mit Holzkarren, die mit Essigfässern beladen waren, von Haus zu Haus zogen, und die Obrigkeit es sich nicht nehmen ließ, für die Essiglieferungen einen gehörigen Obulus einzufordern.
Trotzdem gab es damals noch keine Essigherstellung in großem Stil. Die begann erst gegen Ende des 14. Jahrhunderts im französischen Städtchen Orléans an der Loire. Und als Heinrich IV. im Jahr 1580 den »maîtres vinaigriers d'Orléans«, den Essigmeistern von Orléans, das Monopol auf die Essigherstellung erteilte, entwickelte sich dort die erste industrielle Essigproduktion Europas. In mächtigen Eichenholzfässern stellte man nach dem so genannten Oberflächengärungsverfahren große Mengen von Essigen her, die in aller Herren Länder verkauft wurden.

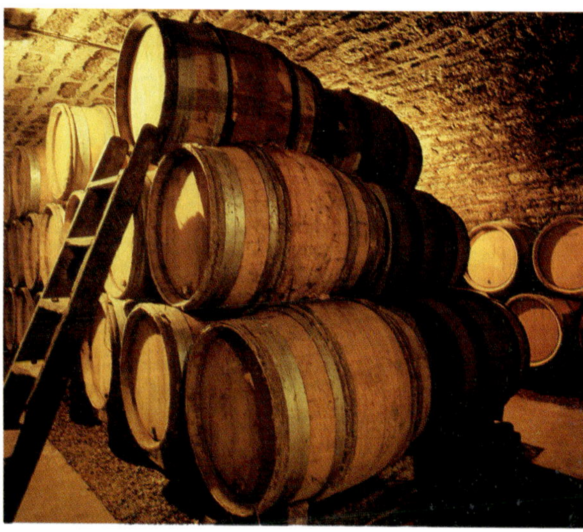

Guter Essig wird behandelt wie guter Wein: Auch er darf in Eichenfässern reifen.

Die mit Wein gefüllten Fässer waren mit Luftlöchern versehen, damit sich genügend Essigbakterien auf der Oberfläche der Flüssigkeit ansiedeln konnten. War der Essig fertig, wurde immer nur ein Teil davon abgezapft und dann durch neuen Wein ersetzt. So blieben einzelne Fässer jahre- und manchmal jahrzehntelang in Dauerbetrieb. Noch heute produziert eine französische Firma, das Haus Martin-Pourret, nach dieser Methode Essig.

Im 18. Jahrhundert, als das von Heinrich IV. erteilte Monopol keine Gültigkeit mehr hatte, wurde vielerorts in Frankreich und Europa Essig in größerem Stil hergestellt. Im französischen Lyon war beispielsweise ein Monsieur Maille ansässig, der sowohl den Hof des französischen Königs als auch den des deutschen Kaisers und des russischen Zaren belieferte. Über 170 verschiedene Essigspezialitäten führte er bereits im Angebot. Der Name »Maille« bürgt noch heute für beste Essig- und Senferzeugnisse.

Schon im 4. Buch Mose steht, dass »Männer und Frauen, die besondere Gelübde tun, Weinessig oder Essig von starkem Getränk nicht trinken sollen«. Offensichtlich galt Essig damals – wie auch Wein – als Genussmittel.

Die natürliche Essiggärung

Warum Essig schon im Altertum, als die Menschen die biochemischen Vorgänge der Essigwerdung noch nicht verstanden, bereits ein gebräuchliches Kulturgut war, hat einen einfachen Grund: Essig kann ohne menschliches Zutun, gewissermaßen von selbst entstehen. Man spricht dann von der natürlichen Essiggärung. Die einzige Voraussetzung dafür ist, dass eine alkoholische Flüssigkeit eine Zeit lang mit Luft in Berührung kommt. Dann wird sie sauer oder »schlägt um«, wie man auch sagt.

Wenn die alten Babylonier die Ziegenschläuche, in denen sie ihren Dattelwein aufbewahrten, nicht richtig verschlossen, die Ägypter ihre Tonkrüge voller Gerstenbier oder Griechen und Römer ihre Weinamphoren

offen stehen ließen, wurde alles zu Essig. Deshalb sagen die Kellermeister heute noch: »Wein machen ist nichts anderes, als den lieben Gott daran zu hindern, Essig entstehen zu lassen.«
Auf Wein oder anderen alkoholischen Flüssigkeiten können sich Essigbakterien ansiedeln, die den Alkohol langsam zu Essigsäure vergären, sofern sie nur ausreichend mit Sauerstoff versorgt sind. Der fertige Essig enthält dann nur noch geringste Mengen an Restalkohol, dafür aber bis zu zwölf Prozent Essigsäure, die den typisch essigsauren Geschmack erzeugt. Die Acetobacter aceti, wie diese Bakterien von Fachleuten genannt werden, leben auf süßen Früchten und verrottendem Pflanzenmaterial und kommen mit der Luft überallhin, auch in jeden Weinkeller, wenn die Winzer nicht auf absolute Reinlichkeit achten und dafür sorgen, dass ihre Produkte luftdicht verschlossen bleiben.
Der älteste Apfelessig soll übrigens auf die Phönizier zurückgehen, die einen fruchtigen Apfelwein zu einem milden Essig vergoren, den sie Shekar nannten.

Achtung, der Most mag es nicht zu warm! Zu hohe wie zu niedrige Temperaturen beenden die Gärung. Bei etwa 60 °C bzw. bei Temperaturen unter 0 °C sterben sowohl die auf den Apfelschalen natürlich entstandenen als auch die zugesetzten Hefezellen ab.

Apfelessig selbst herstellen

Heute bekommt man Apfelessig im Naturkostladen oder im Reformhaus. Auch viele Supermärkte führen inzwischen natürlichen Apfelessig. Apfelessig lässt sich jedoch auch leicht selbst herstellen. Die Herstellung umfasst zwei Phasen: Zunächst muss ein aromatischer Most gewonnen werden, der dann zu Essig vergoren wird. Wer naturbelassenen Apfelmost fertig bekommen kann, kann auch diesen verwenden. Wichtig ist, dass er garantiert keine Konservierungsstoffe enthält. Diese würden die alkoholische Gärung verhindern. Für den

Apfelmost sollten ausschließlich süße, ausgereifte Äpfel aus dynamisch-biologischem Anbau verwendet werden. Besonders geeignet sind vor allem die so genannten Mostäpfel und auch folgende Sorten:

- Alkmene
- Boskop
- Cox Orange
- McIntosh
- Hauxapfel

Achten Sie im Haushalt darauf, Essig und mit Essig zubereitete Speisen nur in säurefesten Behältern aufzubewahren. Steingutgeschirr beispielsweise sollte eine einwandfreie Glasur haben.

Zuerst der Most

Ungefähr fünf Kilogramm Äpfel müssen sehr gründlich gewaschen und anschließend geviertelt werden. Dabei dürfen keine verfaulten oder überreifen Äpfel zum Ansetzen verwendet werden. Jeder Schmutz kann den Most verderben. Dann werden mit Hilfe einer Saftpresse die Apfelstückchen ausgepresst. Der fertige Saft kommt in ein Glasgefäß, und nun darf sich der Saft verwandeln. An einem warmen ruhigen Ort steht das Glas mindestens vier Wochen lang, bis der Zucker völlig in Alkohol umgewandelt wurde. Dann ist die Gärung abgeschlossen.

Dann der Essig

Der völlig herangereifte Most wird nun in ein möglichst flaches Gefäß gefüllt, damit relativ viel Oberfläche entsteht. Dieses Gefäß darf höchstens zu drei Viertel gefüllt werden. Wer schon fertigen Apfelessig hat, sollte davon jetzt etwas hinzufügen, um die Gärung zu beschleunigen. Noch schneller geht es mit einer so genannten Essigmutter. Darunter versteht man die Schlieren, die auf der Oberfläche von Most oder Wein zu sehen sind, die gerade den Most oder Wein in Essig umwandeln. Das so gefüllte Gefäß wird mit einem Leinentuch oder Moskitonetz bedeckt. Wichtig ist, das Gefäß nicht luftdicht zu verschließen, damit die für die Essigbakterien wichtige Sauerstoffzufuhr nicht blockiert wird. Jetzt darf das Gefäß wieder ruhen. Bei einer idealen Temperatur zwischen 26 und 28 °C dauert es zwei bis drei Monate, bis sich der Essig gebildet hat. Auch bei der Essiggärung gilt: Zu hohe Temperaturen – hier genügen schon 35 °C – oder Unterkühlung lassen die Essigbakterien absterben.

Apfelessig für die Schönheit: Er unterstützt nicht nur den Fettabbau und hilft so beim Abnehmen, er dient auch kosmetischen Zwecken. Ein Gesichtsdampfbad mit Apfelessig reinigt porentief und beruhigt die Haut, und eine Haarspülung lässt auch angegriffenes Haar wieder glänzen.

Am Schluss der gesunde Genuss

Jetzt können Sie die Flüssigkeit von gröberen Apfelstückchen befreien und in Flaschen abfüllen. Keine Angst, wenn sich auf dem Essig Schlieren gebildet haben: Es handelt sich um die so genannte Essigmutter. Sie besteht im Wesentlichen aus Essigbakterien und sollte möglichst nicht entfernt werden.

Die Erforschung des Essigs

Im Jahr 1953 wurde dem deutsch-britischen Biochemiker Hans A. Krebs der Nobelpreis für Medizin überreicht. Er hatte als erster wissenschaftlich nachweisen können, dass fast alle Lebewesen einschließlich des Menschen innerhalb ihres Stoffwechselgeschehens größere Mengen von Essigsäure produzieren. Essigsäure ist also ein körpereigenes Produkt und für unseren Organismus absolut lebensnotwendig. Voraussetzung für Krebs' Arbeit waren die Forschungen von Feodor Lynen vom Max-Planck-Institut in München, dem es schon 1951 gelang, die während des Stoffwechselgeschehens hervorgebrachte Essigsäure (aktivierte Essigsäure/Koenzym A) zu isolieren. Lynen erhielt im Jahr

1964, nachdem er alle wesentlichen Vorgänge rund um die aktivierte Essigsäure geklärt hatte, ebenfalls den Nobelpreis für Medizin.

Essigsäure, ein körpereigenes Produkt

In vereinfachter Form lauten die Ergebnisse dieser Forschungen wie folgt: Wenn ein Mensch, der weder zu- noch abnimmt, ein Gramm Fett verzehrt, macht der Organismus ca. zwei Gramm Essigsäure daraus, um sie dann weiter zu verwerten bzw. erneut umzuwandeln. Genauer gesagt entstehen aus einem Gramm Fettsäuren (die etwa drei Viertel des Nahrungsfetts ausmachen) ca. zwei Gramm Essigsäure und aus einem Gramm Glyzerin (das etwa ein Viertel des Nahrungsfetts ausmacht) nochmals etwa 0,6 Gramm Essigsäure.
Auch aus Kohlenhydraten wird bei der Verstoffwechselung Essigsäure. Kohlenhydrate in Form von Stärke werden erst in Dextrose und dann über einen Zwi-

Forscher stellten fest: Eine in Krankheitsfällen empfohlene Umstellung von Essig auf Zitronensaft ist nach neueren Stoffwechseluntersuchungen nicht gerechtfertigt.

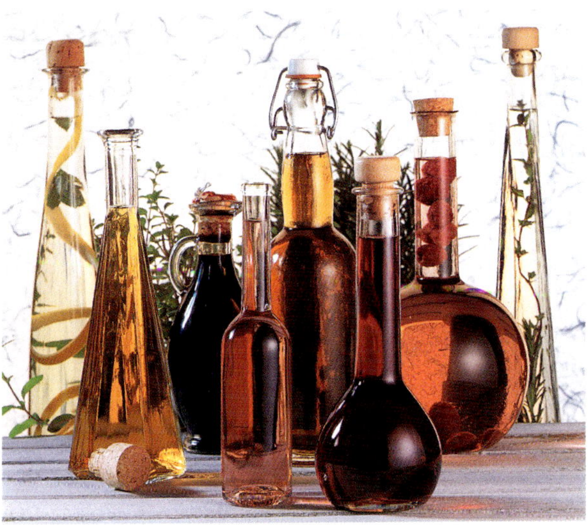

Gesundheit aus der Flasche: Essig ist als Würzmittel genauso variantenreich wie als Heilmittel.

schenschritt in Azetaldehyd überführt. Schließlich lagert sich Sauerstoff an das Azetaldehyd an, und es entsteht wiederum Essigsäure, die dann weiter verwertet wird. Aus einem Gramm Kohlenhydraten bilden sich so etwa 0,6 Gramm Essigsäure.

Bei der Eiweißverwertung fällt etwas weniger Essigsäure an, und nicht alle Eiweißbausteine (Aminosäuren) bringen bei ihrer Verstoffwechselung die gleiche Menge an Essigsäure hervor. Aus den meisten Aminosäuren werden jedoch etwa 0,3 Gramm Essigsäure zur weiteren Verarbeitung gebildet.

Im Durchschnitt dürften bei diesen gesamten Prozessen pro Tag etwa 100 Gramm Essigsäure im menschlichen Körper aufkommen. Bei besonders fettreicher Ernährung können aber durchaus auch bis zu 300 oder 400 Gramm Essigsäure im Organismus entstehen. Das ist in jedem Fall ein Vielfaches von der Menge, die ein Mensch in Form von Speiseessig, der ja nur fünf bis sieben Prozent Essigsäure enthält, überhaupt zu sich nehmen kann.

Apfelessig lässt sich sehr leicht vom Körper verwerten. Zudem fördert er, regelmäßig eingenommen, den Stoffwechsel im Organismus und erhöht so auch leicht den Grundumsatz.

Die Verwertung von Speiseessig

Auch der komplizierte Weg des Speiseessigs durch Magen, Darm, Blut, Leber, Nieren und Blase ist mittlerweile vollständig geklärt. Wissenschaftler wie F. Medzihradsky und W. Lamprecht gingen schon im Jahr 1966 der Frage nach, was mit dem »gegessenen« Essig bzw. der darin enthaltenen Essigsäure bei der Verstoffwechselung geschieht und vor allem ob dabei irgendein Schaden im Organismus entstehen könnte.

Ihre aufschlussreichen Forschungsergebnisse sind in der Arbeit »Stoffwechseluntersuchungen mit Essig-, Milch- und Zitronensäure« ausführlich festgehalten. (nachzulesen in der Zeitschrift für Lebensmittel-Untersuchung und -Forschung Bd. 130/131/1966). Die Forscher stellten hierzu u. a. fest: »Für die gelegentlich anzutreffende Ansicht, in der Nahrung zugeführte Essigsäure könne eine Belastung des Organismus bedeuten, finden sich aufgrund der vorgelegten Ergebnisse keinerlei Anhaltspunkte.«

Ähnlich rasch wie im Darm vollzieht sich der Umsatz in der Leber, was anzeigt, dass von der Essigsäure keinerlei Leberbelastungen ausgehen wie beispielsweise durch Alkohol.

Rascher Umsatz

Wie gut der Organismus mit Speiseessig umzugehen vermag, zeigte sich für die Forscher vor allem an der Geschwindigkeit, mit der er verstoffwechselt wird. Die Ergebnisse wurden anhand von Tierversuchen mit Reinzuchtratten gewonnen, die, was das Stoffwechselgeschehen anbelangt, den Menschen ähnlich sind: Schon wenige Minuten nachdem der Essig in Magen und Darm gelangt ist, lässt sich die Essigsäure im Blut nachweisen (Azetatgehalt des Bluts). Nach etwa einer Stunde ist der Azetatgehalt des Bluts am höchsten, und nach insgesamt zwei Stunden ist der Wert fast schon wieder auf dem Ausgangsniveau.

Ein Apfelessigcocktail hilft bei

- Leichteren Atembeschwerden
- Gelenkschmerzen
- Unangenehmem Aufstoßen
- Blähungen
- Blasenbeschwerden
- Erhöhten Blutfettwerten
- Verdauungsbeschwerden
- Gedächtnisschwäche
- Entschlackungskuren
- Muskelkrämpfen
- Sodbrennen
- Schwindelgefühlen
- Übergewicht
- Wundheilungen
- Erkältungen
- Erschöpfungszuständen

Essig – ein guter Verbrenner

Eine Stunde nach den Essiggaben ist der CO_2-Ausstoß der Lunge erhöht, nach drei bis vier Stunden ist ein Maximum erreicht. Dieses zusätzliche CO_2 (Kohlendioxid) ist ein Abfallprodukt aus der Essigsäureverwertung. Daran lässt sich bereits sehen, wie problemlos der Organismus mit dem Essig umgeht; denn die meisten Nahrungsmittel benötigen wesentlich mehr Zeit, bis sie einer Endoxidation (Verbrennung) zugeführt werden können. Dass der zusätzliche CO_2-Ausstoß wirklich vom eingenommenen Essig herrührte, bewies man mit radioaktiven Markierungen an den Kohlenstoffatomen (C) der Essigsäure.

Die letzte Station ist die endgültige Ausscheidung des Essigs mit dem Harn. Dabei zeigten sich nach der Verabreichung von Essig ein bis zwei Tage lang leicht erhöhte Azetatwerte im Harn, was aus medizinischer Sicht absolut unbedenklich ist. Nach Auffassung von Dr. D. C. Jarvis ist so eine Ansäuerung des Harns sogar ein ausgesprochenes Zeichen für Gesundheit.

Durch die regelmäßige Einnahme von Apfelessig wird die Verdauung angeregt, die Fettverwertung erleichtert und die Energiegewinnung aus Kohlenhydraten gefördert.

Kann Essig schaden?

Früher hörte man von verschiedenen Seiten gelegentlich die Warnung, möglichst wenig Essig zu sich zu nehmen. Essig schädige das Blut und rufe manchmal sogar Bleichsucht oder sonstige Erkrankungen hervor, hieß es. Doch solche irrigen Annahmen sind mittlerweile restlos widerlegt. Nur Personen, die unter Magenbeschwerden leiden oder am Darm erkrankt sind, werden die Essigcocktails nicht oder nur in sehr starker Verdünnung vertragen.

Bleivergiftungen bei den Römern

Das Gerücht, dass Essig irgendwie giftig sei, reicht bis ins alte Rom zurück und hielt sich hartnäckig fast bis in unsere Zeit. Viele Bürger Roms hatten mit einer Reihe von Beschwerden und Erkrankungen zu kämpfen, über deren Ursachen man damals noch nichts wusste. Das reichte von ständiger Müdigkeit und Muskelschwäche bis hin zu radikalem Intelligenzverfall und Unfruchtbarkeit. Und da die Römer regelrecht essigverliebt waren, glaubte man, in dem flüssigen Säuerling den Schuldigen gefunden zu haben.

Heute weiß man, dass Bleivergiftungen die Ursache des gesundheitlichen Verfalls waren. Die Römer aßen von Bleigeschirr, benutzten Bronze- oder Kupferlöffel, die reichlich Blei enthielten, hatten verbleite Essiggefäße, und selbst ihre teuren Keramikschüsseln waren mit Bleiglasuren versehen. Da Essigsäure – wie auch andere Säuren – Blei löst, nahmen sie regelmäßig zu viel von dem giftigen Schwermetall auf und erkrankten. Die Symptome, die sie aufwiesen, sind mittlerweise als Folgen einer Bleivergiftung erkannt.

Die weniger betuchten Römer mussten sich meist mit Holzlöffeln und Keramikgeschirr ohne Bleiglasuren zufrieden geben – zu ihrem Glück.

Saures in der Schwangerschaft

Für die Tatsache, dass Schwangere oft Heißhunger auf Saures entwickeln, hat sich eine verblüffende Erklärung gefunden. Biochemiker fanden heraus, dass in Apfelessig ein Stoff mit der Bezeichnung »Pyrrolchinolinchinon« enthalten ist, der das Wachstum der Plazenta, des Mutterkuchens, anregt. Um was es sich dabei genau handelt, ist nach dem heutigen Stand der Forschung noch nicht geklärt. Vieles spricht für ein neues, noch unbekanntes Vitamin. Auf jeden Fall sollten Schwangere ihren Gelüsten nach Essigsaurem nachgeben.

Dr. Jarvis beobachtete, dass Schwangere, die Apfelessig tranken, gesündere Babys zur Welt brachten und leichtere Geburten hatten.

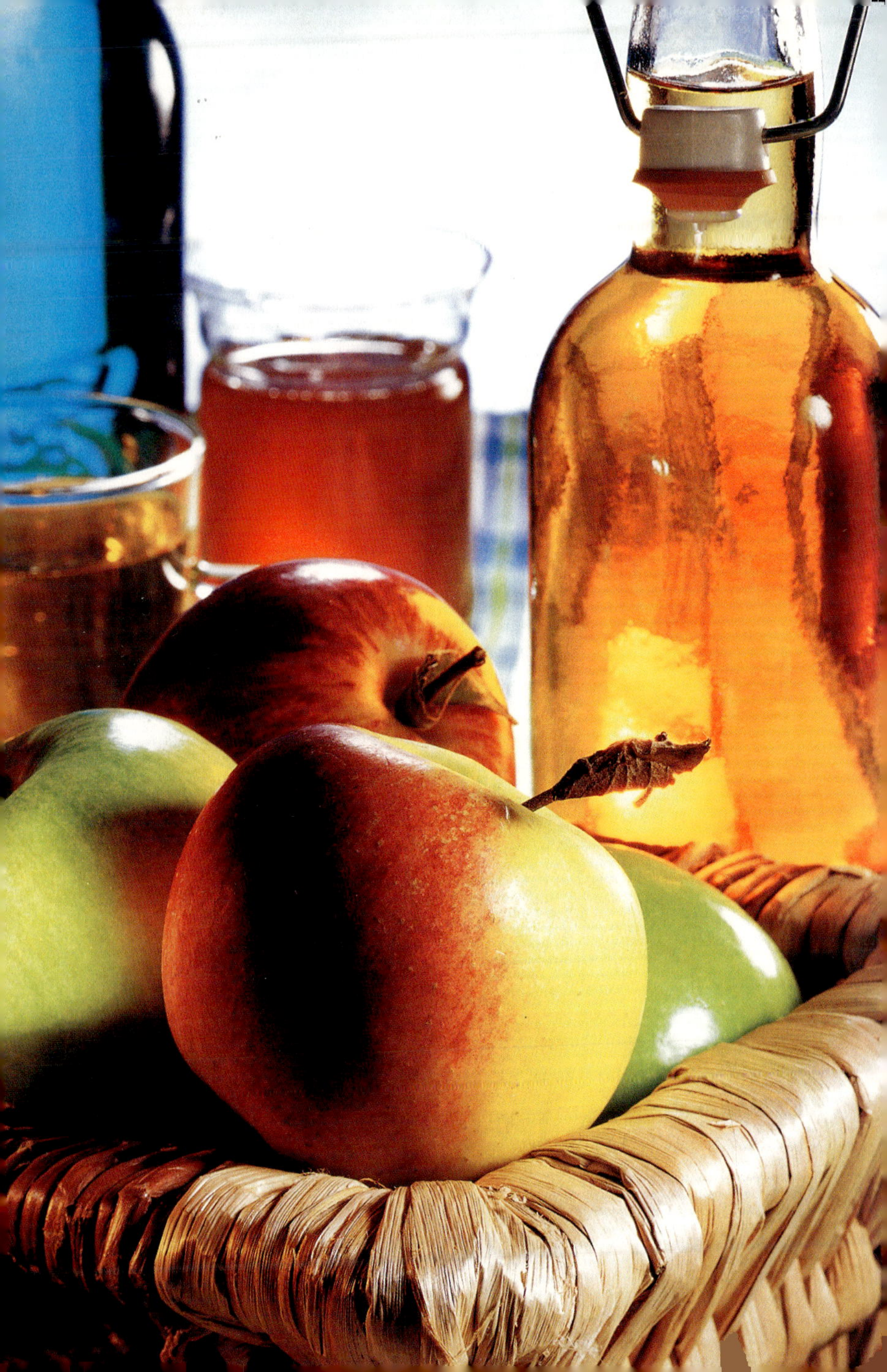

Der Gesundheitstrank

Die größte Bedeutung hat Apfelessig als Mittel zur allgemeinen Gesunderhaltung bzw. in der Gesundheitsvorsorge. Er regt das Stoffwechselgeschehen an, stimuliert das Immunsystem, übt einen günstigen Einfluss auf die Darmflora aus, hält Durchblutung und Körpersäfte in Schwung und versorgt den Organismus mit wichtigen Mineralstoffen, Vitaminen, Enzymen, Aminosäuren und anderen biologisch aktiven Substanzen. Dazu empfiehlt es sich, nicht nur reichlich mit der säuerlichen Flüssigkeit zu würzen, sondern täglich über einen längeren Zeitraum ein Mischgetränk aus Apfelessig, Wasser und eventuell Honig einzunehmen, wie es der US-Arzt Dr. D. C. Jarvis seinen Patienten wärmstens ans Herz gelegt hat. Seiner Auffassung nach gibt es kaum ein besseres Mittel, um Krankheiten vorzubeugen und lange gesund zu bleiben.

»Apfelessig ist nicht ein Heilmittel für bestimmte Leiden, sondern ein Förderer der Gesundheit an sich«, behauptet Cyrill Scott, ein namhafter Apfelessigbefürworter aus den USA.

Dr. D. C. Jarvis und die Volksheilkunde

Der erste Mediziner, der dem gesundheitlichen Nutzen von Apfelessig auf die Spur kam, war der US-Arzt Dr. D. C. Jarvis (1881–1945). Was in seiner Wahlheimat Vermont und in der Volksheilkunde seit Generationen bekannt war, wurde ihm zur Gewissheit: Wer regelmäßig einen Cocktail aus Apfelessig, Wasser und Honig einnimmt, beugt vorzeitigen Alterserscheinungen vor, fühlt sich vitaler und leistungsfähiger und bleibt insgesamt gesehen gesünder. Darüber hinaus ist das vitalisierende Getränk bei einer Reihe von Beschwerden als hilfreicher Kraftspender und in manchen Fällen sogar als sanftes Heilmittel einsetzbar.

Veränderte Harnbefunde

Bei dem Versuch, den aus Erfahrung bekannten Nutzen von Apfelessig für Gesundheit und Wohlbefinden zu erklären, stieß Dr. Jarvis auf folgende medizinische Tatsache: Der Genuss von Apfelessig verändert den Harnbefund. Die Essiggaben säuern den Harn an oder, anders ausgedrückt, lassen den Harn sauer reagieren. Man könnte jetzt natürlich denken, wenn etwas oder jemand sauer reagiert, so sei das negativ zu werten. Doch in diesem Zusammenhang scheinen die Dinge anders zu liegen, als es die Umgangssprache vermuten lässt. Dr. Jarvis hat im Lauf seiner Beobachtungen und Studien festgestellt, dass eine Reihe von Erkrankungen wie Arthritis, Stirnhöhlenkatarrh, Kinderkrankheiten, Gesichtsneuralgien, Erschöpfungszustände, Erkältungen und andere mit einer alkalischen – also gerade keiner sauren – Urinreaktion einhergehen.

Dr. Jarvis beobachtete, dass ein gesunder Organismus sich meist an leicht angesäuertem Harn erkennen lässt und dass Apfelessig neben der Tatsache, dass er eine saure Harnreaktion hervorruft, die Genesung vieler Kranker vorantreibt.

Der Schnupfen als Indikator

Dr. Javis schrieb: »Meine ersten diesbezüglichen Beobachtungen hingen mit gewöhnlichem Schnupfen zusammen. Es zeigte sich, dass der Urin alkalisch wurde, sobald ein Schnupfen im Anzug war. Während der Genesung wurde er dann wieder sauer und blieb so. Es gelang, durch Umwandlung der alkalischen in eine saure Reaktion die Heilung eines Schnupfens herbeizuführen.«

Mit der gleichen Vorgehensweise erzielte er später auch bei anderen Erkrankungen deutliche Erfolge. »Hier bewirkten rechtzeitig getroffene Maßnahmen zur Umwandlung der Urinreaktion in eine saure, dass die Erkrankung ganz ausblieb oder einen sehr milden, raschen Verlauf nahm.«

Ernährungsumstellung

Bei den von Dr. Jarvis getroffenen Maßnahmen stand eine Ernährungsumstellung mit an erster Stelle, bei der auf Weißmehl, Gebäck und Zucker (nicht Honig) weitgehend verzichtet wurde, denn seinen Statistiken zufolge gehören diese Lebensmittel zu den Hauptverursachern eines alkalischen Harnbefunds. Dafür wurde reichlich Apfelessigwasser – bei starken Schmerzen sogar stündlich – getrunken, und zwar am besten »lauwarm und lieber langsam Schluck um Schluck«. Für Dr. Jarvis stand fest, dass eine saure Urinreaktion »der erste Maßstab der Gesundheit ist«.

Der Volksmund weiß: Ein Schnupfen dauert mit Medikamenten sieben Tage und ohne Medikamente eine Woche. Mit Apfelessig dauert er wahrscheinlich genauso lange; inhalieren Sie jedoch mit einem Esslöffel Apfelessig auf eine Schüssel Wasser dreimal täglich, werden Sie weniger unter dem Schnupfen leiden.

Saurer Harn und der Säure-Basen-Haushalt

Fragt man in diesem Zusammenhang nach dem Säure-Basen-Gleichgewicht, das in einem gesunden Organismus zu herrschen hat, so muss man wissen, dass saurer Urin damit nichts zu tun hat. Eine saure Harnreaktion ist »nicht unbedingt Ausdruck einer Versäuerung des Bluts und der Körpersäfte. Es lässt sich aus ihm auch kein Rückschluss auf das Säure-Basen-Gleichgewicht ziehen«, wie Ernst Meyer-Camberg im »Lexikon der Naturheilkunde« ausführte.

Es gilt als erwiesen, dass Apfelessig, sofern man ihn nicht im Übermaß konsumiert, im Organismus alkalisch und nicht sauer verstoffwechselt wird. Die sauer schmeckende Essigsäure des Apfelessigs wird zum einen Teil in den Körperzellen verbrannt und zum anderen Teil mit dem Harn ausgeschieden. Was im Körper zurückbleibt, sind die vielfältigen Mineralstoffe, die ausschließlich Basen bildend bzw. alkalisch wirken.

Somit können sich Apfelessiggetränke gerade für all jene als positiv erweisen, die aufgrund von zu viel

Fleisch, Alkohol, Kaffee oder Zucker unter einer Übersäuerung leiden und nun versuchen müssen, das Säure-Basen-Gleichgewicht wieder auszubalancieren.

Zu den Inhaltsstoffen des Apfelessigs zählen die Mineralstoffe Kalium, Kalzium, Phosphor, Natrium, Schwefel, Chlor und Magnesium. Diese sieben Mineralien werden von den Biochemikern als absolut lebensnotwendig eingestuft.

Essigsäure bekämpft Bakterien

Was eine Flüssigkeit erst zu Essig macht, ist die Essigsäure. Vielen ist bekannt, dass Essigsäure desinfizierend wirkt, also Bakterien und andere unerwünschte Mikroorganismen abtötet. Deshalb war Essig in früheren Zeiten ein gängiges Mittel zur Wundbehandlung. Selbst die Dämpfe von Essig sind noch keimtötend, was beispielsweise in der ersten deutschen Essigklinik in Edenkoben genützt wird, wo man zahlreiche Atemwegserkrankungen mit speziellen Essigdämpfen erfolgreich kuriert.

Die keimtötende Essigsäure entfaltet auch im Magen-Darm-Trakt eine segensreiche Wirkung. Sie hilft dem Magensaft, mit der Nahrung aufgenommene Bakterien abzutöten, und verhindert, dass die Krankheitserreger in den Organismus vordringen können. Wird die Essigsäure weiter in den Darm geleitet, kann sie auch dort einer Dysbakterie, einer Besiedelung des Darms mit krank machenden Bakterien, entgegenwirken. Da der Darm der größte Teil unseres Immunsystems ist, kann diese Wirkung der Essigsäure nicht hoch genug bewertet werden. Schon der antike Heilkundige Hippokrates wusste: »Alles Übel wohnt im Darm.« Was er allerdings noch nicht ahnte, war, dass es sich dabei um krank machende Bakterien handeln kann.

Möglicherweise bewahrt die Essigsäure, wenn sie durch die Darmzotten ins Blut gelangt ist, auch die Blutgefäße vor einem Bakterienbefall. Nach neusten wissenschaftlichen Studien könnten bestimmte Bakterien (Chlamydia pneumoniae) die eigentliche Ursache der Arteriosklerose bzw. Arterienverkalkung sein, da solche Bakterien in den von Kalzium- und Cholesterinablagerungen verengten Blutgefäßen nachgewiesen wurden.

Den Organismus entkalken

Auch der kalklösende Effekt der Essigsäure, der früher jeder Hausfrau geläufig war, könnte beim Auflösen von Verkalkungen in den Blutgefäßen eine Rolle spielen. Doch über diese Zusammenhänge gibt es noch keine gesicherten wissenschaftlichen Erkenntnisse. Die Erfahrung vieler Essigtrinker deutet darauf hin, dass sich ihre Durchblutung wesentlich verbessert, was sich u. a. in einem guten Gedächtnis, warmen Händen und Füßen, mehr Vitalität und Leistungskraft äußert. Wird der Teil der Essigsäure, der nicht in den Körperzellen verbrannt wird, schließlich über Nieren und Harnwege wieder aus dem Körper gebracht, scheint die kalklösende und antibakterielle Essigsäure auch hier positive Effekte zu entfalten. Leichtere Blasen- bzw. Harnwegsentzündungen und manchmal sogar Nierensteine (Kalziumablagerungen) konnten schon mit Essigcocktails behandelt werden.

Kalkablagerungen in den Blutgefäßen behindern den Blutfluss und zeigen sich oft an folgenden Symptomen: Gedächtnis- und Konzentrationsstörungen, Abnahme von Leistungsfähigkeit und Vitalität, Taubheitsgefühl in den Gliedmaßen.

Ein optimaler Vitalstoffmix

Sicher kennen Sie längst den Satz: »An apple every day keeps the doctor away.« Die englische Volksweisheit gilt sinngemäß auch für Apfelessig. Denn richtig hergestellter, naturtrüber Apfelessig, der aus ganzen Äpfeln gemacht wurde, enthält natürlich auch viele Inhaltsstoffe der Äpfel.

Auch Dr. D. C. Jarvis maß einer ausreichenden Kaliumversorgung größte Bedeutung bei und schrieb: »In der Volksmedizin gilt Kalium als das wichtigste aller Mineralien. Es ist unentbehrlich für alles lebendige Dasein.«

Über 300 verschiedene Substanzen hat die Wissenschaft bereits in Äpfeln ausgemacht, und von manchen dieser Stoffe ist noch relativ wenig bekannt, auch nicht, was sie im Einzelnen im Organismus bewirken. Doch das ist eigentlich gar nicht nötig, da man ja aus Erfahrung weiß, wie gesund Äpfel sind. Offensichtlich hat die Natur in dem knackigen Kernobst eine Wirkstoffkombination zusammengemixt, die optimal auf eine Verwertung im menschlichen Organismus abgestimmt ist.

Kalium für den Flüssigkeitshaushalt

Mit 140 Milligramm pro 100 Milliliter (manche Experten sprechen sogar von 200 Milligramm pro 100 Milliliter) ist Kalium mengenmäßig am stärksten von allen Mineralstoffen im Apfelessig vertreten. Kalium ist neben Natrium für den Flüssigkeitshaushalt aller Körperzellen verantwortlich und bewahrt die Zellen vor Austrocknung und vorzeitigem Verfall, was sich z. B. in trockener Haut, Muskelschwäche und allgemeiner Mattigkeit ausdrücken kann.

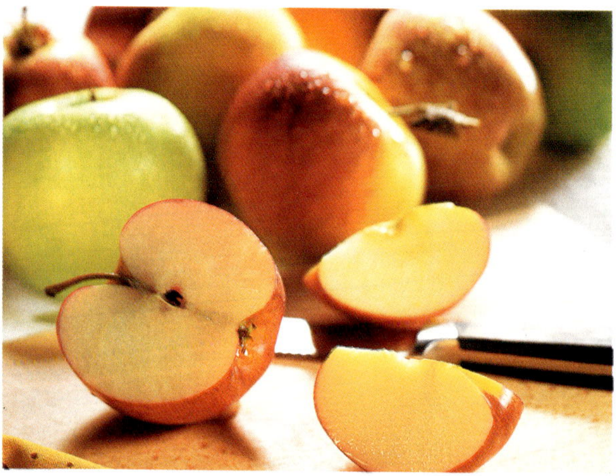

Von allen Essigsorten ist der Apfelessig der gesündeste. Kein Wunder bei diesem Ausgangsprodukt.

Nur gut durchspülte Zellen werden von der Bindegewebeflüssigkeit optimal mit Nährstoffen versorgt und im Gegenzug von Zellabfällen befreit. Außerdem hilft Kalium den Nieren bei der Flüssigkeitsausscheidung, was alle Entschlackungsprozesse zusätzlich unterstützt. Kalium ist auch für die Sauerstoffversorgung des Gehirns und für die Übertragung von Nervenreizen wichtig, was von Bedeutung für unser psychisches Wohlbefinden ist. Zudem entfaltet es eine desinfizierende Wirkung im Organismus und bekämpft Bakterien.

Apfelessig sorgt für starke Knochen und schöne Zähne, die ja zum größten Teil aus Kalzium bestehen. Darüber hinaus ist Kalzium wichtig für die Blutgerinnung sowie für ein reibungsloses Funktionieren von Nerven, Muskeln und Körperzellen.

Kalzium für starke Knochen und schöne Zähne

Die meisten Analysen von Apfelessig weisen einen Kalziumgehalt von ca. 10 Milligramm pro 100 Milliliter aus. In Einzelfällen, wenn die Apfelbäume besonders viel Kalzium aus dem Boden ziehen konnten, kann der Wert noch höher liegen. Trotzdem erscheint das wenig im Vergleich zu den 500 Milligramm Kalzium, die von Ernährungsexperten als Tagesdosis empfohlen werden. Doch der Effekt, den Apfelessig auf unsere Kalziumversorgung ausübt, beruht weniger auf seinem eigenen Kalziumgehalt. Vielmehr sorgt Apfelessig dafür, dass Kalzium aus anderen Nahrungsmitteln besser und in manchen Fällen überhaupt erst von den Darmzotten aufgenommen werden kann. Das ist besonders wichtig, da andernfalls nicht jede Portion Kalzium, die wir mit Milchprodukten, Gemüsen oder auch Kalziumpräparaten einnehmen, wirklich im Organismus verwertet wird.

Mit Kalzium gegen Osteoporose

Verbindet sich das Kalzium aus der Nahrung beispielsweise mit Oxalsäure, die u. a. in Rhabarber, Spinat oder Weizenkleie vorkommt, kann das Kalzium im Darm verklumpen und nicht mehr resorbiert werden. Es wird

Magnesium fördert die Gallensekretion, die Hormonproduktion, die Herztätigkeit, und es stärkt das Immunsystem. Magnesiummangel wird für Herzschwäche und Herzinfarkt mitverantwortlich gemacht. Aber auch der Umgang mit Stress hängt von einer ausreichenden Magnesiumversorgung ab.

dann ungenutzt ausgeschieden. Kommt es aufgrund solcher Prozesse zu einer Unterversorgung mit Kalzium im Organismus, bezieht der Körper das nötige Kalzium aus den Knochen, und es entsteht Knochenschwund bzw. Osteoporose. Die Essigsäure und die Zitronensäure im Apfelessig stehen dem entgegen. Sie lösen das aufgenommene Kalzium, so wie sich beispielsweise Eierschalen (Kalzium) in Essig auflösen, und hindern es am Verklumpen. Anschließend kann der Organismus es optimal verwerten.

Magnesium in naturtrübem Apfelessig

Der Mineralstoff Magnesium ist ein anschauliches Beispiel für den Wert eines naturbelassenen Apfelessigs. Guter Apfelessig mit einer starken Trübung, dem am

Ein altes Hausmittel neu entdeckt

Früher stand in vielen Haushalten ständig eine Flasche Apfelessig parat. Wurde ein Kind von einer Wespe gestochen, gab die Mutter Apfelessig auf die schmerzende Schwellung und schon nach ein paar Sekunden trat Linderung ein. Hatte jemand eine Erkältung, hustete und schniefte, wurde Apfelessig mit Wasser vermischt, erhitzt, und dann inhalierte man die Dämpfe. Bei Fieber gab es Essigwickel, und fühlte sich jemand schlapp und erschöpft oder hatte sich den Magen verdorben, trank man Apfelessigwasser. Dutzende solcher Hausrezepte mit dem sauren Lebenselixier waren früher bekannt.

In jüngster Zeit erinnert man sich wieder an das vielfältige Hausmittel und erkennt, dass es nicht immer die »chemische Keule« sein muss, mit der man seiner Gesundheit auf die Sprünge helfen kann.

besten noch etwas Apfeltrester (ausgepresste Apfelreste) zugegeben wurde, enthält pro 100 Milliliter bis zu 10 Milligramm Magnesium. Gerade selbst gemachte Essige schneiden da sehr gut ab, da viele Hobbybrauer den Most gern samt Tresterzugaben zu Essig vergären. Auch wenn sich die Magnesiummenge in so einem Apfelessig, gemessen an einem Tagesbedarf von ca. 300 Milligramm, vergleichsweise gering ausnimmt, ist sie doch um ein Vielfaches höher als in klaren, stark gefilterten Apfelessigen aus industrieller Fertigung, die oft aus Apfelresten gemacht wurden. Sie bringen kaum die Hälfte an Magnesium auf die Feinwaage.

Im menschlichen Organismus erfüllt Magnesium die unterschiedlichsten Aufgaben. Es sind mittlerweile mehr als 300 Enzyme bekannt, die auf Magnesium angewiesen sind, die unseren gesamten Zellstoffwechsel steuern und für die Verwertung von Eiweiß, Fett und Kohlenhydraten unerlässlich sind.

Ein sehr wirksames Hausmittel gegen Blähungen ist das folgende Rezept: Etwa fünf Minuten vor jeder Mahlzeit einen Esslöffel Wasser mit ein paar Tropfen Apfelessig einnehmen. Apfelessig fördert die Speichelproduktion und hilft so, blähende Speisen zu verdauen.

Immunstärkende Vitamine

Neben lebenswichtigen Mineralstoffen und Spurenelementen enthält Apfelessig auch die Vitamine A, B1, B2, B6, Nikotinsäure, Beta-Karotin, Vitamin P (Rutin), E und C. Die Milligrammbeträge, die in den einzelnen Analysen angegeben werden, schwanken beträchtlich, da Äpfel je nach Sorte und Anbaugebiet und je nach Wachstums-, Lager-, Transport- und Verarbeitungsbedingungen eben recht unterschiedlich in ihrem Gehalt an Vitalstoffen sind.

Antioxidanzien im Apfelessig

Auffällig an dem Vitaminmix, der sich in Apfelessig findet, ist, dass die meisten dieser Vitamine im menschlichen Organismus als Antioxidanzien tätig sind. Solche

Auch das Eisen im Apfelessig spielt eine wichtige Rolle. Damit Fett in den Körperzellen verbrannt werden kann, muss Sauerstoff zur Verfügung stehen. Der Sauerstofftransport von der Lunge zu den Zellen wird von den roten Blutkörperchen bewerkstelligt, die auf eine optimale Versorgung mit Eisen angewiesen sind.

Antioxidanzien sind Substanzen, die die Zellen vor dem Angriff freier Radikale schützen und damit fast allen entzündlichen Erkrankungen, vorzeitigen Alterserscheinungen und Krebserkrankungen vorbeugen. Es gilt als erwiesen, dass die einzelnen antioxidativen Substanzen im Organismus einen synergetischen Effekt entfalten, also im Zusammenwirken mehr nützen, als die Summe der Einzelwirkungen ergäbe.
Wenn man den Vitamingehalt von Apfelessig noch durch frische Säfte oder im Ausnahmefall auch mit Vitaminpräparaten aufmöbelt, erhält man hochwirksame Gesundheitscocktails, bei denen, was auch sehr wichtig ist, Geschmack und Genuss nicht zu kurz kommen.

Apfelessig steigert den Grundumsatz

Ohne Vitamine, Mineralien und Spurenelemente würde unser Stoffwechsel bekanntermaßen zum Erliegen kommen. Umgekehrt lässt sich sagen, dass die Versorgung mit diesen Substanzen den Stoffwechsel ganz allgemein stimuliert. Da Apfelessig eine Vielzahl dieser Stoffe enthält und zudem Apfelpektin und Essigsäure liefert, die die Eisenverwertung und dadurch die Durchblutung verbessern, erhöht die regelmäßige Einnahme die so genannte Stoffwechselrate, also die Anzahl der Stoffwechselvorgänge pro Zeiteinheit. Damit steigt auch der Grundumsatz an. Das ist die Energie, die der Organismus im Ruhezustand für Atmung, Herztätigkeit, Verdauung u. a. benötigt. Der höhere Energieverbrauch begünstigt wiederum das Abnehmen, da auch der Inhalt der Fettzellen als Energielieferant für den Grundumsatz herangezogen wird.

Heilessige

Die Kenntnis, dass bestimmte Pflanzen oder pflanzliche Substanzen mit Heilkräften ausgestattet sind, dürfte so alt wie die Menschheit sein. Selbst Tiere versorgen sich mit Heilkräutern, geeigneten Wurzeln oder Knollen, um sich zu kurieren. Dr. Jarvis stellte in diesem Zusammenhang fest, dass Rinder bei Erschöpfung große Lust auf Saures entwickelten, »sich schubsten und drängten, um von dem Wasser, mit dem ein Apfelessigfass ausgespült wurde, etwas abzubekommen«.

Vielfältige Kombinationsmöglichkeiten

Heilessig ist die perfekte Kombination von Geschmack und Wirkung.

In der Phytotherapie, der Wissenschaft von der Heilbehandlung mit pflanzlichen Substanzen, sind heute Hunderte von Gewächsen bekannt, die erwiesenermaßen heilen und die mit Erfolg in der Medizin eingesetzt werden. Sie werden zur Herstellung hochspezialisierter Medikamente verwendet oder wie Knoblauch, Melisse, Johanniskraut, Cayennepfeffer, Pfefferminze u. v. a. bei leichteren Beschwerden und zur allgemeinen Gesunderhaltung genutzt. In vielen Fällen lassen sich solche pflanzlichen Wohltäter gut mit Apfelessig kombinieren. Sie verleihen dem sauren Muntermacher nicht nur eine neue Geschmacksnote, sondern machen auch einen speziellen Heilessig aus ihm, der bei bestimmten Beschwerden gezielt eingesetzt wird.

Die Zahl der Heilpflanzen, die sich mit Apfelessig kombinieren lassen, ist gewaltig und reicht von Anis über Blasentang, Brunnenkresse, Erdrauch, Löwenzahn, Rosmarin, Schafgarbe bis hin zu Wegwarte oder Weißdorn. Da sind der Kombinationsfreudigkeit Tür und Tor geöffnet. Vielleicht haben Sie Lust, sich Ihren ganz persönlichen Heilessig zusammenzustellen.

Mit Apfelessig den Stoffwechsel ankurbeln

Wie das Wort »Stoffwechsel« schon andeutet, werden innerhalb des Organismus bestimmte Stoffe chemisch in andere Stoffe umgewandelt. Unzählige solcher Umwandlungsprozesse vollziehen sich ständig innerhalb unseres Körpers. Auch unsere Energieversorgung ist so ein Umwandlungsvorgang, weil dabei bestimmte Ausgangsstoffe unter Einwirkung von Sauerstoff in den Zellen verbrannt werden und nur noch Kohlendioxid und Wasser übrig bleiben.

- Das Eiweiß, das wir mit der Nahrung aufnehmen, wird in Magen und Darm in einzelne Aminosäuren zerlegt, die dann zu körpereigenen Eiweißbausteinen zusammengesetzt werden. Baut der Körper Eiweiß ab, entstehen u. a. Harnstoff und Harnsäure, die mit dem Harn ausgeschieden werden.
- Die Nahrungsfette bestehen aus Fettsäuren und Glyzerin. Sie werden im Darm zu körpereigenen Neutralfetten (Triglyzeriden) umgebaut, die uns Energie liefern oder zum Auffüllen von Fettzellen verwendet werden.
- Die Kohlenhydrate, die im Darm zu Einfachzuckern und dann in der Leber zu Glykogen verwandelt werden, dienen unserer Energieversorgung oder, wenn wir zu viel davon haben, dem Fettzellenwachstum, da überschüssiges Glykogen bei der so genannten Lipogenese in Fett umgewandelt wird.

Haben wir mehr Fett oder Kohlenhydrate konsumiert, als zur Energiegewinnung gebraucht werden, schwellen die Fettzellen übermäßig an, und wir werden dick. Verbrauchen wir mehr Energie, als wir unmittelbar aus der Nahrung bezogen haben, gelangt Fett aus den Fettzellen zurück in den Blutkreislauf und wird anschließend in den Körperzellen mit Hilfe von Sauerstoff in Energie umgewandelt. Die Folge: Die Fettzellen schrumpfen, und wir nehmen wieder ab.

Allerdings ist das nicht immer der Fall, da die Fettzellen nicht die einzigen Energiereserven des Organismus sind. Damit gefüllte Fettzellen geknackt werden können, bedarf es längerfristiger Bemühungen, oder es müssen verstärkt spezielle lipolytische, d.h. fettfreisetzende, Substanzen im Organismus produziert werden.

Wie wirkt Apfelessig?

In diese Prozesse greifen nach neuesten ernährungsphysiologischen Erkenntnissen die Essigsäure und auch andere Inhaltsstoffe des Apfelesssigs auf vielfältige Weise ein. Vor allem einmal gespeichertes Fett aus den Zellen herauszutransportieren und der Verbrennung zuzuführen wird durch Apfelessiggaben gefördert.

- Wie jeder Koch und jede Köchin wissen, wird in Essig eingelegtes Fleisch (Eiweiß) mürbe. Genauso hilft eingenommener Essig im Magen und im Verdauungstrakt, Eiweiß in seine Bestandteile, in Aminosäuren, zu zerlegen. Aminosäuren sind z. B. für die Hirnanhangsdrüse nötig, die daraus ein spezielles Hormon bildet, das lipolytische (fettfreisetzende) Eigenschaften besitzt.
- Ein bis zwei Stunden, nachdem wir in der Nacht eingeschlafen sind, macht sich das Hormon auf den Weg zu den Fettzellen, öffnet sie und entlässt ihren Inhalt in den Blutkreislauf. Von dort wird das Fett zu den Körperzellen weitergereicht, wo es verbrannt wird. Das Resultat: Die Fettpolster schrumpfen. Die Energie, die dabei freigesetzt wird, verwendet der Organismus u. a. zur Zellteilung und für Wachstumsprozesse, z. B. der Muskeln oder von Abwehrzellen.
- Apfelessig hilft dem Organismus nicht nur dabei, die Ausgangsstoffe für das lipolytische Hormon der Hirnanhangsdrüse bereitzustellen. Er enthält – wenn auch in geringen Mengen – selbst eine Reihe lipolytischer Substanzen, die auf die Fettzellen einwirken, um ihnen ihre überflüssige Fracht zu entreißen. Dazu zählen die Vitamine B6 und C, Bioflavonoide, Magnesium und Eisen.
- Der saure Apfelessiggeschmack im Mund dämpft die Produktion von Botenstoffen, die lipogenetische (fettspeichernde) Enzyme aktivieren. Sind weniger dieser Enzyme in Aktion, kann auch weniger Fett in die Fettzellen eingeschleust werden.
- Der Asche- und Pektingehalt des Apfelessigs wirkt sich günstig auf viele entzündliche Prozesse der Darmschleimhaut aus. In gleicher Richtung wirkt die Essigsäure, die die Verursacher dieser Störungen, unerwünschte Darmbakterien, bekämpft. Darmentzündungen aber begünstigen die Fettaufnahme.
- Apfelessig stimuliert die Verdauung und beschleunigt die Darmpassage. Damit wird so manches Fettpartikelchen gar nicht erst von der Darmschleimhaut resorbiert und dem weiteren Kreislauf zugeführt, sondern gleich wieder ausgeschieden.

Zur Herstellung

Die meisten wählen beim Ansetzen ihres eigenen Gesundheitsessigs das einfachste Verfahren. Dabei gibt man die gewünschten Zugaben in einen fertigen Essig und lässt das ganze ca. zwei Wochen lang ziehen. In dieser Zeit nimmt der Essig einen Großteil der Wirkstoffe auf, die sich in den Kräutern oder anderen Zugaben finden. Er entfaltet dann einen Teil jener Heilkraft, die solchen Heilpflanzen innewohnt.

Durch die Zugabe von Kräutern und Heilpflanzen kann man sich ganz individuell den Heilessig herstellen, den man braucht. Auch hier gilt: Ist die Flasche einmal geöffnet, so hält sich der Essig noch ca. sechs Monate lang.

Wirkstoffe optimal lösen

Die Profis im Umgang mit derlei Verfahren wissen allerdings, dass das so genannte Ausziehen von Heilpflanzen in Essig nicht ganz so effektiv ist wie das in Alkohol. Will man die Inhalte von Heilkräutern und anderen pflanzlichen Gesundmachern optimal im Essig gelöst wissen, sollte man sie vorher eine Zeit lang dem Alkohol aussetzen. Da Essig aus alkoholischen Flüssigkeiten gebildet wird, ist das einfach. Man muss z. B. nur einen gärfähigen Apfelwein mit Essigbakterien versetzen und gleichzeitig Heilkräuter o. Ä. zugeben. Der Wein verwandelt sich dann in einigen Wochen in Essig, und der Essig ist anschließend optimal mit den Wirkstoffen aus den Heilpflanzenzugaben angereichert.

Heilessig – einfach gemacht

- Suchen Sie sich unter den folgenden Heilpflanzen diejenigen aus, die Ihrer Gesundheit zuträglich sind und eine Linderung Ihrer Beschwerden in Aussicht stellen.
- Geben Sie in naturtrüben Apfelessig von getrockneten Kräutern und Gewürzen bis zu 70 Gramm pro Liter, von fein gewiegten Frischkräutern, Wurzeln, Knollen (wie Zwiebeln, Knoblauch) etc. bis zu 150 Gramm pro

Liter. Gemüse oder Obst verwenden Sie am besten in Form von Trester. Trester ist ausgepresstes Gemüse- oder Fruchtfleisch, dem wieder ein Schuss Eigensaft beigemischt wurde. Davon verwendet man etwa 200 bis 300 Gramm pro Liter. Wenn Sie mehrere Zutaten mischen, verringern Sie die Mengen entsprechend. Wer z. B. dreierlei Kräuter dazugibt, nimmt nicht 70 Gramm von jedem, sondern insgesamt ca. 70 Gramm.

▶ Gut verschlossen und bei Raumtemperatur gelagert, ist der Essig nach etwa drei Wochen gebrauchsfertig. Nur für äußerliche Anwendungen wird er abgefiltert, ansonsten mit allen Zutaten getrunken.

Heilessige fördern die Entschlackung und den Abtransport von giftigen Stoffen aus dem Organismus. Dadurch eignen sie sich auch hervorragend für eine Reduktionskur.

Allergiker sollten behutsam vorgehen

Manche Heilpflanzen sind in ihrer Wirkung so intensiv, dass sie bei empfindlichen Menschen allergische Reaktionen hervorrufen können. Sollten Sie zu allergischen Reaktionen neigen und Heilkräuter verwenden, die Sie noch nie benutzt haben, dosieren Sie vorsichtig, oder machen Sie einen kleinen Allergietest, indem Sie etwas davon auf der Haut verreiben. Sollten allergische Erscheinungen (Rötungen, Pusteln, Schwellungen, Juckreiz, Schnupfen, Atemnot) auftreten, ist der Arzt zurate zu ziehen.

Für einen Entschlackungsessig setzen Sie folgende Kräuter, Wurzeln oder ausgepresste Gemüse in 1 Liter Apfelessig an: je 15 Gramm Labkraut, Sonnenhut, Erdrauch, Löwenzahn und Weißdorn, je 100 Gramm Trester von Kürbis, Spargel und Sellerie. 2 bis 3 Wochen im Apfelessig ausziehen lassen, dann die festen Stoffe abseihen und den Entschlackungsessig in sterilisierte Flaschen füllen. 3-mal täglich vor den Mahlzeiten 1 Glas Wasser mit 1 bis 2 Teelöffeln des Entschlackungsessigs trinken.

Wogegen die Heilpflanzen gewachsen sind

Pflanze	Verwendete Pflanzenteile	Wirkung
Bibernelle	Wurzel	Entwässernd, blasenstärkend, entzündungshemmend
Blasentang	Ganze Alge	Aktiviert den Fettstoffwechsel, blutreinigend, unterstützt das Abnehmen
Brennnessel	Kraut	Aktiviert den Stoffwechsel, regt den Gallenfluss und die Lebertätigkeit an; für Frühjahrs- und Herbstkuren
Brunnenkresse	Frische Blätter, frisches Kraut	Entwässernd, regt den Gallenfluss und die Nierentätigkeit an; bei Stoffwechselstörungen
Erdrauch	Kraut	Entwässernd, regt den Gallenfluss an, leicht abführend, macht Speisen bekömmlicher
Feige	Frucht	Mild abführend
Fenchel	Reife Frucht	Auswurffördernd, beruhigend, wirkt gegen Blähungen
Ingwer	Wurzelstock	Appetitanregend, aktiviert die Verdauung
Johanniskraut	Kraut	Stärkt die Nerven, beruhigt, wirkt stimmungsaufhellend, regt die Verdauungsorgane an
Knoblauch	Frische Zwiebel	Entzündungshemmend, antibakteriell, verstärkt den Fettabbau, gallensafttreibend
Kürbis	Fruchtfleisch	Entwässernd, blasenstärkend
Labkraut	Kraut	Sanft entwässernd, regt die Nierentätigkeit an

Wogegen die Heilpflanzen gewachsen sind

Pflanze	Verwendete Pflanzenteile	Wirkung
Lavendel	Blüten	Entwässernd, appetitzügelnd, fördert den Gallenfluss, aktiviert den Fettstoffwechsel
Löwenzahn	Kraut, Wurzel	Entwässernd, regt den Gallenfluss an, stärkt die Darmfunktionen; für Frühjahrs- und Herbstkuren
Melisse	Blätter	Schlaffördernd, beruhigt einen nervösen Magen
Pfefferminze	Blätter	Lindert Übelkeit, Magen- und Darmverstimmungen
Rosmarin	Blätter	Stärkt die Darmfunktionen, dämpft den Appetit
Salbei	Blätter	Entzündungshemmend, heilende Wirkung auf die Verdauungsorgane
Schafgarbe	Blühendes Kraut	Regt Gallenfluss und Nierentätigkeit an; für Blutreinigungs- und Entschlackungskuren
Schlehdorn	Blüten, Blätter	Mild abführend, harntreibend, entzündungshemmend
Sonnenhut	Ganze Pflanze, Wurzel	Stärkt die Abwehrkräfte
Wegwarte	Kraut, Wurzel	Reguliert den Gallenabfluss, stärkt die Leberfunktion, appetitanregend
Weißdorn	Blüten, Früchte	Stärkt Herz und Kreislauf
Zwiebel	Zwiebel	Verdauungsfördernd, harntreibend, abwehrstärkend, appetitanregend

Heilpflanzenauszug mit Alkohol

Die auslaugende Wirkung von Alkohol wird von jeher genutzt, um Heilpflanzenessenzen in einer Flüssigkeit zu lösen. Verbindet man so einen Alkoholauszug mit der Essigherstellung, gewinnt man einen Heilessig, der bis zu 97 Prozent der löslichen Substanzen enthalten kann, die in den Heilpflanzen zu finden waren. Dazu muss man allerdings die Grundzüge des Essigmachens kennen. Das klingt schwieriger, als es ist. Denn mit etwas Glück entsteht Essig fast von allein, und man muss nicht gleich Braumeister werden, um einen gehaltvollen Heilessig zustande zu bringen.

Apfelwein hat je nach Herkunft verschiedene Namen. In der Normandie und der Bretagne schwört man auf Cidre, in England und den USA bevorzugt man den so genannten Cider. Hierzuland heißt er Most, Apfelwein oder in Hessen Äppelwoi.

Der Apfelwein

Ausgangsprodukt von Apfelessig muss naturreiner Apfelwein sein. Er liefert den Alkohol, aus dem die Essigbakterien später Essigsäure machen und der, wenn ein Heilessig daraus werden soll, alle alkohollöslichen Heilpflanzensubstanzen freilegt. Geschwefelte und andere chemisch behandelte Apfelweine eignen sich nicht für die Essiggärung. In diesen Weinen können keine Essigbakterien mehr existieren. Man muss für die Essigproduktion einen naturbelassenen Apfelwein wählen, der am besten aus biologisch angebautem Obst gemacht wurde. Apfelwein kann man aber auch selbst relativ leicht herstellen.

- Mit einem Entsafter oder einer Presse Apfelsaft gewinnen und (für die Essigherstellung) mit einem Teil der Rückstände (Trester) in ein Glasgefäß geben.
- Etwas Reinzuchthefe aus dem Fachhandel (Kellereibedarf) hinzugeben und mit einem Luftballon oder Gärspund verschließen. Bei Zimmertemperatur (konstant) ca. drei Wochen wegstellen.

▶ Zum Trinken filtern und in Flaschen füllen, für die Essigherstellung ungefiltert in ein breites Gefäß (Wanne, bauchige Flasche) geben.

Das Heilessigmachen

Ist der Apfelwein selbst gemacht, sollte man ihn rasch »vom Geläger ziehen«, also möglichst schnell zu Essig weiterverarbeiten. Manche reichern den fertigen Apfelwein übrigens mit einigen Gläschen Korn an, um seinen Alkoholgehalt zu erhöhen. Das ist für den Alkoholauszug der Heilpflanzen durchaus gut. Der fertige Essig kann dann allerdings saurer als erwartet schmecken, denn aus einem Prozent Alkohol in der Ausgangsflüssigkeit wird später ein Prozent Essigsäure.

▶ Die Heilpflanzen, Kräuter, Blätter, Wurzeln, Gemüse etc. in ein bauchiges Gefäß legen und mit dem Apfelwein übergießen. Frischkräuter immer fein wiegen. Obst- und Gemüseteile möglichst entsaften und nur den Trester verwenden. Mengenangaben entnehmen Sie bitte den Seiten 34f.

▶ Essigbakterien kommen fast überall vor, und mit etwas Glück siedeln sie sich von allein auf dem Apfelwein an. Zur Sicherheit sollte man im Fachhandel (Kellereibedarf, Apotheke) aber etwas Essigmutter für wenig Geld zukaufen. Die Essigbakterien nach Herstellerangaben in den angereicherten Apfelwein geben.

▶ Essigbakterien brauchen gleichbleibende Temperaturen (ca. 25 °C) und Luft. Deshalb das Gefäß nur mit einem Leinentuch verschließen und an einen warmen Ort (Nähe der Heizung) stellen. Gelegentlich leicht (!) durchschwenken.

▶ Nach ca. drei Wochen (bei Essigmutterzugabe auch etwas früher) dürfte der Heilessig fertig sein. Nur für äußerliche Anwendung abfiltern.

Die richtigen Flaschen für die eigene Herstellung von Essig erhalten Sie entweder in so genannten Glasmenagerien oder aber in speziellen Fachgeschäften für den Kellereibedarf.

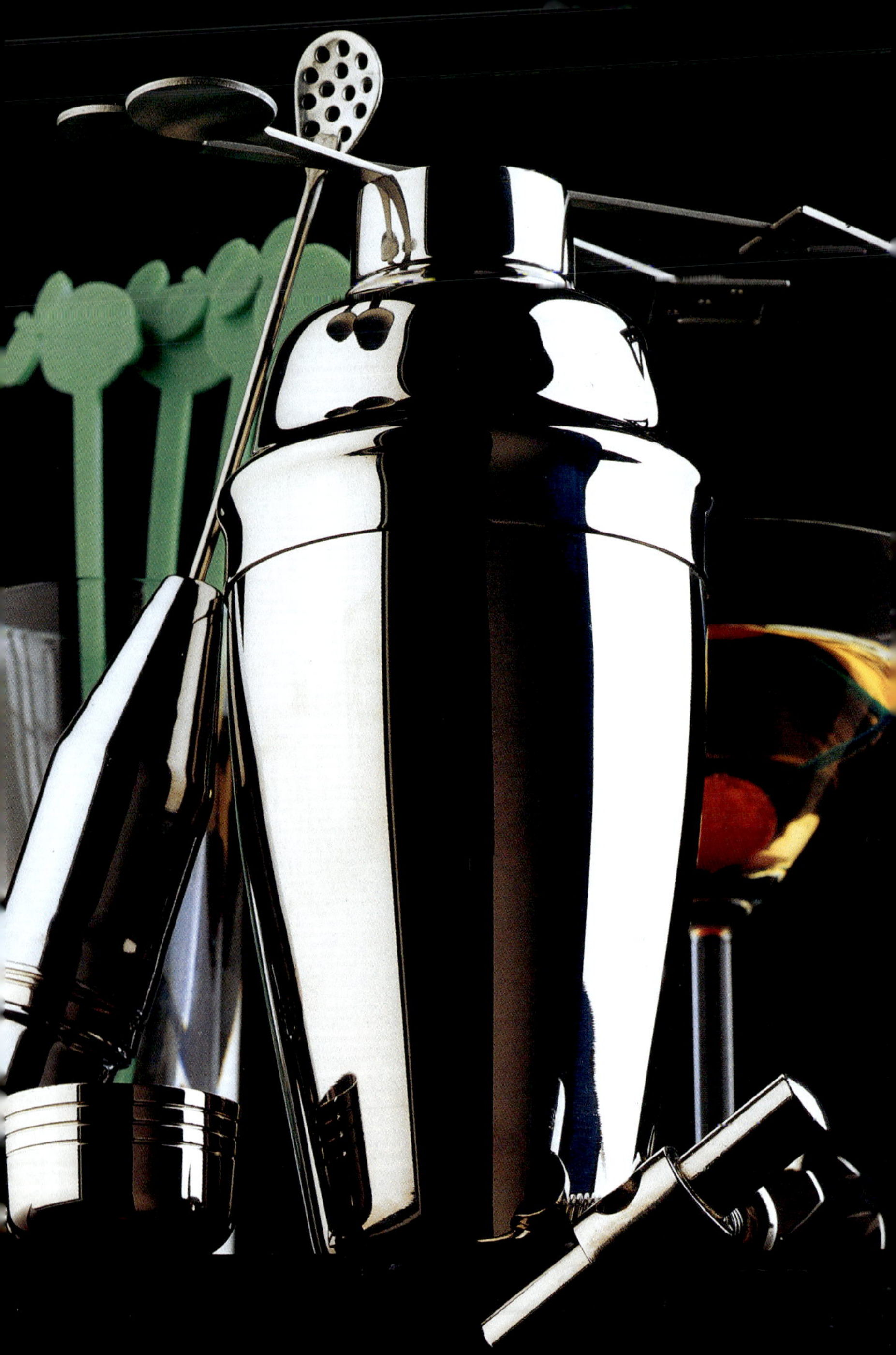

Vom Mixen

Da wird geschüttelt, gesiebt, gerührt, gequirlt ... So kunstvoll das Hantieren eines Barprofis auch aussieht – Kunst kommt von Können, und beim Mixen von Cocktails hat das viel mit Handwerk zu tun. Vielfach schreckt der Hobbymixer auch vor der Einrichtung einer eigenen Hausbar zurück. Das schnelle Hantieren der Profis mit zum Teil unbekannten Gerätschaften erweckt den Eindruck von Alchemie und Zauberei. Doch vieles lässt sich lernen, und die Schnelligkeit ist, unterstützt durch die professionelle Einrichtung, nur eine Frage der Übung.

Ein paar Barutensilien

Mit Ausnahme eines Shakers und des Strainers (Barsieb) finden sich sicher die meisten Gerätschaften in irgendeiner Form im Haushalt oder lassen sich provisorisch ersetzen. Profis schütteln Cocktails gerne publikumswirksam im Shaker. Es ist aber nicht unbedingt nötig, sich extra einen teuren Shaker anzuschaffen. Mit dem Mixer, den man zu Hause hat, erzielt man – bis auf die Showeffekte – die gleichen Resultate.

Das zum Shaken benutzte Eis bleibt immer im Shaker zurück. Es soll die Getränke nur kühlen, nicht verwässern.

Die Apfelessigbasismischung

Finden Sie im Rezeptteil die Bezeichnung »Apfelessigbasismischung«, so ist das eine Mischung aus Apfelessig (2 EL), Apfelsaft (100 ml), Wasser (100 ml), 1 bis 2 TL Honig und einigen Spritzern Zitrone. Für die meisten Cocktails (200 ml) benötigt man 2 Schnapsgläschen (4 cl) von dieser Mischung.

Das Barglas

Es handelt sich um ein dickwandiges, hohes Glas mit Ausgießschnabel. Im Barglas werden hauptsächlich Shortdrinks gemixt. Diese bestehen zumeist aus Spirituosen und Likör, Sirup oder Südwein, beinhalten jedoch eigentlich keine Obst- und Gemüsesäfte. Mit dem Barglas werden die meisten Before- und After-Dinner-Drinks zubereitet.

Am einfachsten ist es natürlich, wenn man die Zutaten direkt im Trinkglas verrührt. Cocktails, die sich nicht anrühren lassen, sollten nur dann mit einem Elektromixer (oder einem einfachen Stabmixer) zubereitet werden, wenn weiche Früchte wie Kiwis, Maracujas, Papayas oder Mangos sowie Gemüse püriert werden sollen.

Der Barlöffel

Der ca. 25 Zentimeter lange Löffel dient zum Verrühren von Cocktailzutaten mit Eiswürfeln im Barglas. Er ist gleichzeitig eine eigene kleine Maßeinheit für eher dickflüssige Liköre, Sirups und Cremes. Er steht für das Volumen von 0,5 Zentiliter (cl).

Das Barmesser

Das mittelgroße Sägemesser mit zwei Spitzen benutzt man zum Schneiden von Früchten und Aufspießen von Fruchtstücken. Im Handel werden diese Messer auch als Tomatenmesser angeboten.

Das Barsieb (Strainer)

Dieses spezielle Spiralsieb wird nach dem Mixen eingesetzt und hält beim Abseihen aus dem Shaker oder Barglas die Eisstückchen zurück.

Der Sekt- oder Champagnerflaschenverschluss

Damit werden angebrochene Champagner- oder Sektflaschen fest verschlossen; der sonst rasch erfolgende Kohlensäureverlust wird so verhindert. Der Verschluss macht es möglich, eine angebrochene Flasche auch bis zum nächsten Tag aufzubewahren.

Cocktailspieße

Kleine Spießchen aus Holz oder Kunststoff zum Aufspießen von Cocktailkirschen, Oliven usw. sollten in unterschiedlicher Länge vorhanden sein. Gut geeignet sind auch Schaschlikspieße.

Eiseimer

Ein Gefäß aus Glas, Kunststoff oder Metall zur Aufbewahrung von Eiswürfeln, die in Trinkgläser, Shaker oder Barglas gegeben werden. Besonders praktisch ist ein solches Gefäß mit Deckel.

Eiszange oder Eisschaufel

Schaufel oder Zange dienen dem Aufnehmen von Eiswürfeln in die Trinkgläser, Shaker oder Bargläser.

Flaschenöffner

Es gibt sie in verschiedenen Ausführungen zum Öffnen von Kronkorken und Kapselverschlüssen.

Hebelkorkenzieher

Er sollte eine breite Spirale haben und mit einem Schneidemesser und einem Kapselheber ausgerüstet sein.

Messglas

Zum Abmessen von Flüssigkeiten. Es eignen sich aber auch Schnapsgläser mit 2 cl und 4-cl-Eichung.

Schneidebrett

Ein größeres Holz- oder Kunststoffbrett ist ideal als Unterlage beim Schneiden von Früchten. Es sollte gut zu reinigen sein.

Es wird entweder kräftig im Shaker geschüttelt oder auf einer hohen Stufe gemixt. So werden die Zutaten gut miteinander vermengt und durch die Zugabe von Eis auch gut gekühlt. Bei vielen Drinks entsteht durch das Schütteln oder Mixen eine appetitliche Schaumkrone.

Shaker

Zu empfehlen sind zweiteilige Shaker aus Metall oder der Boston-Shaker, der aus einem Metall- und einem Glasteil besteht. Mit dem Shaker werden alle Mixgetränke, die Obst- und Gemüsesäfte enthalten, zubereitet (große Ausnahme ist hier der Tomatensaft). Erst das richtige Schütteln bewirkt eine gute Vermischung von Alkoholika, Sirups, Säften, Sahne usw. Außerdem wird darin von den Zutaten rasch die Kälte des Eises angenommen.

Trinkhalme

Diese wichtigen Utensilien sollten aus Plastik in unterschiedlichen Farben und Längen, wenn möglich auch Durchmessern, zur Verfügung stehen. Zum einen sind sie ideal zum Trinken, zum anderen als Dekoration.

Wer keinen Messbecher zum Abmessen von Flüssigkeiten zur Hand hat, kann sich mit einem Schnapsglas mit 2-cl-Eichung gut behelfen.

Gerührt, geschüttelt, gemixt?

Was oft aussieht wie Zauberei in der Hexenküche feiner Drinks, hat wenig mit Abrakadabra zu tun, vielmehr sind es vier Grundfertigkeiten, die es zu beherrschen gilt. Mixgetränke werden entweder durch Schütteln im Shaker, im Elektromixer, durch Rühren im Mixglas oder durch direktes Anrichten im Trinkglas zubereitet. Grundsätzlich werden sämtliche Mischungen, die Säfte enthalten, geschüttelt. Die große Ausnahme ist der Tomatensaft. Die beim Schütteln entstehende Schaumkrone wäre dem Aussehen dieses Drinks abträglich.
Gerührt werden sämtliche Mischungen, die aus Spirituosen, Likören etc. bestehen und nach der Zubereitung klar bleiben.

Die richtige Reihenfolge

Vor Beginn des Mixens müssen sämtliche benötigten Zutaten griffbereit sein. Beim Schütteln gibt man generell zunächst das Eis in den Unterteil des Shakers, gießt eventuell angesammeltes Schmelzwasser ab und gibt die Zutaten entsprechend der Rezeptur, beginnend mit Sirup, Säften, Sahne usw. dazu. Kohlensäurehaltige Flüssigkeiten wie Tonicwater, Sekt, Sodawasser oder Colagetränke niemals mitschütteln! Sie werden nur zum Auffüllen der bereits in Trinkgläser abgeseihten Cocktails verwendet.

Die wichtigsten Maßangaben auf einen Blick:
- **1 cl (Zentiliter) entspricht 1/100 Liter**
- **1 TL (Teelöffel) entspricht 0,5 cl**
- **1 EL (Esslöffel) entspricht 1 cl**

So wird richtig durchgeschüttelt

Der geschlossene Shaker wird in waagrechter Haltung in Schulterhöhe kräftig vom Körper weg und wieder zum Körper hin geschüttelt. So ist der Kühlweg am längsten und die Wirkung am intensivsten. Geschüttelt wird nach Charakter der Drinks unterschiedlich lang und heftig. Die Dauer richtet sich zum Teil nach Größe und Festigkeit der Eiswürfel, aber auch nach Menge und Art des Inhalts. Flips und Sahnegetränke sollten nicht verwässert werden. Bei Cocktails mit Sirup und Säften erzeugt richtiges Schütteln außer der notwendigen Kühlung und guten Vermischung eine Schaumkrone, die den Drink appetitlicher aussehen lässt. Mischungen, die mit Sodawasser aufgefüllt werden, schadet langes Schütteln und die Abgabe von etwas Schmelzwasser nicht so sehr.

Boston-Shaker oder Metallshaker

Nach dem Schütteln wird der Shaker abgesetzt. Dies geschieht beim klassischen zweiteiligen Metallshaker mit dem größeren Unterteil, beim Boston-Shaker mit dem

Metalloberteil, da dieses größer als das Glasteil ist. Dadurch ist auch im Gegensatz zum Metallshaker, dessen Kopfteil zum Schließen nach innen eingesetzt wird, ein Füllen des Glasteils bis zum Rand möglich.

Nach dem Schütteln gießt man mit Hilfe des Barsiebs die Drinks in die vorbereiteten Gläser und garniert, wenn erforderlich, mit Früchten. Das Barsieb hat die Aufgabe, das verbliebene Eis nach der Zubereitung im Shaker zurückzuhalten.

Statt eines Elektromixers kann man natürlich auch einen Pürierstab zur Zubereitung der Cocktails verwenden. Dann sollte man allerdings die Eiswürfel zuvor zerstoßen.

Und der Elektromixer?

Bei der Zubereitung im Elektromixer gelten die gleichen Regeln wie beim Schütteln im Barshaker. Hier ersetzt die Maschine zwar die – durchaus manchmal auch anstrengende – körperliche Tätigkeit, zerstört aber zugleich die Atmosphäre, die durch das klassische »Shaken« entsteht. Daher sollte sich der Anwendungsbereich des Elektromixers auf das Pürieren von Früchten und auf die Zubereitung von Cocktails, die feste Creams enthalten, beschränken.

Beim Rühren von Cocktails im Mixglas wird wie beim Shaken mit dem Eis begonnen. Also trockene Eiswürfel verwenden oder eventuell vorhandenes Schmelzwasser abgießen, mit Sirup, Bitter usw. beginnen und am Schluss die teureren Zutaten wie Spirituosen und Liköre dazugeben. Dann wird mit dem Barlöffel schnell und kräftig gerührt, am besten spiralförmig von oben nach unten. Durch das Barsieb wird nach dem Mixvorgang in das jeweilige Glas abgeseiht. Bei den Shortdrinks empfiehlt es sich, zuvor extra tiefgekühlte Gläser zu verwenden. Für Cocktails, die in Gläsern angerichtet werden, gibt es kein festes Grundrezept. Die Zubereitung ist jeweils verschieden und bei den Rezepten genau angegeben.

Die Apfelessig-Cocktailbar

Das Wort »Cocktail« kommt aus dem Englischen und bedeutet eigentlich Hahnenschwanz. Denn vergleichbar mit den vielfarbigen Schwanzfedern des stolzen Hühnerpatriarchen ist auch ein Cocktail aus verschiedenen bunten Zutaten zusammengemixt, aus Früchten, Fruchtsäften, Sirup, pürierten Gemüsen, Milch, Sauermilch, Sahne, bei Bedarf Sekt, Spirituosen u. v. a. m. Wie man einen Cocktail im Einzelnen ausgestaltet, ist natürlich immer eine Frage der persönlichen Vorlieben. Süßschnäbel werden mit Honig, Ahornsirup, Dicksaft oder Süßstoff großzügiger umgehen als Freunde einer säuerlichen Geschmacksrichtung, die etwas mehr Obst, Gemüse oder Säften den Vorzug geben. Manche sprechen besonders auf das intensive Aroma des Apfelessigs an sich an und geben davon reichlich zu. Mit etwas Fingerspitzengefühl haben Sie bestimmt rasch Ihre Lieblingsgetränke kreiert.

Neben dem naturtrüben Apfelessig sollten Sie noch einige andere Flaschen im Haus haben. Selbstverständlich müssen es nicht immer die harten Drinks sein. Viele raffinierte Drinks lassen sich auch ohne Alkohol zaubern, z. B. mit Molke, Honig oder Melasse.

Saft ist nicht gleich Saft

Wenn Fruchtsaft auf dem Etikett steht, kann man sich darauf verlassen, dass auch 100-prozentig »flüssiges Obst« in der Flasche ist. Der Saft ist dann unverdünnt und naturrein ohne Zusatz von chemischen Konservierungsstoffen. Selbst geringe Zuckerzusätze müssen bei uns in der Zutatenliste extra ausgewiesen werden. Man unterscheidet hier noch zwischen naturreinem Fruchtsaft, der erntefrisch gepresst und unmittelbar darauf in die Flaschen gefüllt wird, und Fruchtsaft aus Fruchtsaftkonzentat. Bei Letzterem muss dies allerdings auf dem Etikett deklariert werden.

Echter Fruchtsaft?

Apfelsaft ist vor Orangensaft der beliebteste Fruchtsaft in Deutschland. Für alle Säfte gilt: Wenn Fruchtsaft auf dem Etikett steht, kann man sich darauf verlassen, dass auch nur »flüssiges Obst« in der Flasche ist.

Bei einem Fruchtsaftkonzentrat wird dem frisch gepressten Saft noch im Ursprungsland in einer speziellen Konzentrieranlage bei niedrigen Temperaturen unter Vakuumbedingungen das Wasser entzogen, wobei der Saft bis auf ein Sechstel seines ursprünglichen Volumens verdichtet wird. Das Konzentrat wird tiefgefroren und kann so leichter transportiert und ohne Qualitätsverlust länger gelagert werden. Bei Bedarf wird es wieder aufgetaut, und durch Rückverdünnung mit Wasser entsteht dann wiederum Saft. Hierbei ist eine Zuckerung bis 15 Gramm je Liter erlaubt, um einen eventuell vorhandenen Fruchtzuckermangel auszugleichen.

Nach Auskunft der Fruchtsaftindustrie soll Saft aus Fruchtsaftkonzentrat direkt abgefülltem Saft in Geschmack und Qualität durchaus ebenbürtig sein. Allerdings scheint ein Verlust an Inhaltsstoffen beim Wasserentzug doch unumgänglich.

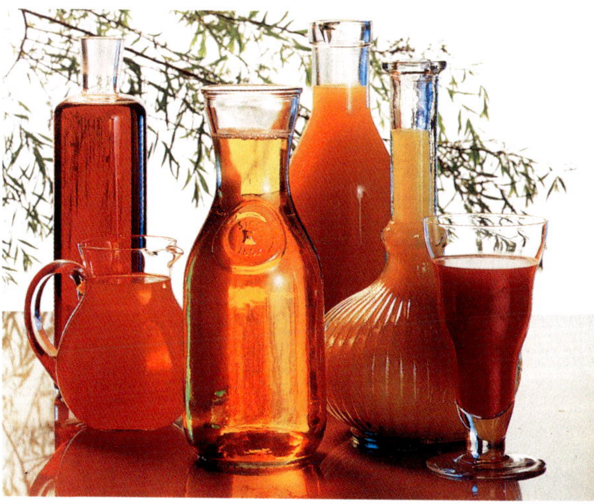

Nicht nur die Sorte ist entscheidend: Bei Fruchtsäften lohnt sich ein genauer Blick aufs Flaschenetikett.

Zuckersüße Nektare

Manche Früchte und Beeren haben von Natur aus ein unausgeglichenes Zucker-Säure-Verhältnis. Die Säfte sind unverdünnt zu sauer oder zu süß. Sie werden deshalb erst zu Fruchtnektaren weiterverarbeitet, also mit Zucker und Wasser verdünnt, und als solche im Handel angeboten. Allerdings muss der tatsächlich enthaltene Mindestfruchtsaftgehalt auf dem Etikett deklariert werden. Er beträgt bei Johannisbeeren mindestens 25 Prozent, bei Sauerkirschen oder Mangofrüchten zwischen 50 und 60 Prozent.

Wenn man ein Mixgetränk mit einem Fruchtnektar auffüllt, erübrigt sich meist die zusätzliche Zugabe von Süßem wie Honig oder Sirup.

Billiges Fruchtsaftgetränk

Bei einem Fruchtsaftgetränk beträgt der Mindestfruchtgehalt oft nur noch sechs Prozent. Diese Säfte bestehen größtenteils aus Tafelwasser, dem Zucker, Fruchtsäfte, Fruchtsaftgemische oder so genannnte Dicksäfte beigemischt wurden.

Vom Wert naturreiner Säfte

Die Deutsche Krebshilfe hat anhand von Reihenuntersuchungen herausgefunden, dass der regelmäßige Genuss naturreiner Fruchtsäfte das Risiko verringert, eine Herzkrankheit zu bekommen oder an Krebs zu erkranken. Besonders die Vitamine C, E und A sowie dessen Provitamine, die Beta-Karotine, sind für den Gesundheitsschutz von zentraler Bedeutung. Beta-Karotine, die unser Immunsystem stärken und eine zellschützende Funktion im Organismus ausüben, sind in jenen Obst- und Gemüsesorten reichlich vorhanden, die von dunkelgrüner, gelber, oranger oder roter Farbe sind, also in Karotten, Tomaten, Spinat, Paprika, Aprikosen und Melonen.

Sekundäre Pflanzenstoffe

In jüngster Zeit erst erkannte man den wichtigen Beitrag, den Fasern, Bioflavonoide und Polyphenole, so genannte sekundäre Pflanzenstoffe, für die Gesundheit des menschlichen Organismus tatsächlich leisten. Sie kommen in Obst und Gemüse vor und natürlich in den daraus gepressten Säften.

Die sekundären Pflanzenstoffe (im Unterschied zu den primären: Eiweiß, Fette, Kohlenhydrate), die die Pflanze ausbildet, um sich selbst vor schädlichen Einflüssen zu bewahren, sind mengenmäßig oft kaum der Rede wert, nichtsdestoweniger können sie aber, ähnlich wie Arzneimittel, pharmakologische Wirkungen entfalten. Ihre sanfte Heilkraft erstreckt sich auf die Abwehr von Bakterien, Pilzen und Viren, auf eine regulierende Wirkung auf den Cholesterin- und Blutzuckerspiegel sowie den Blutdruck, auf das Ankurbeln der Verdauung und die Stärkung des Immunsystems.

Was passt zu wem? Die besten Partner der Fruchtsäfte sind Milch, Molke, Buttermilch und Sirupe. Gerade süße Säfte gewinnen natürlich durch den Apfelessig.

Mit guten Säften kraftvoll gegen Krebs

Von der zellschützenden und damit Krebs vorbeugenden Wirkung sekundärer Pflanzenstoffe ist man mittlerweile überzeugt.

Nach wissenschaftlichen Studien der Harvard Medical School kann das Sterberisiko durch Herzinfarkt um durchschnittlich 44 Prozent, das durch Gefäßkrankheiten einschließlich Schlaganfall sogar um bis zu 49 Prozent gesenkt werden, wenn man täglich rund ein Pfund frisches Obst und Gemüse – verteilt auf fünf Portionen – verzehrt. Weil das Tag für Tag doch eine ganze Menge ist, stellen gerade frisch gepresste naturreine Säfte eine wohlschmeckende Abwechslung dar, damit dieses Soll erfüllt werden kann.

Saft kontra Pillen

Man weiß mittlerweile, dass die Kombination zahlreicher Biostoffe, wie Obst und Gemüse sie aufweisen, wirksamer ist als eine einzelne isolierte Substanz, wie man sie beispielsweise in Monovitaminpräparaten oder manchen Nahrungsergänzungsmitteln oft vorfindet. Alles in allem spechen viele gute Gründe dafür, Obst und Gemüse auch in flüssiger Form zu verzehren und sie obendrein noch mit dem Gesundheitselixier Apfelessig anzureichern. Denn durch die Zugabe von Apfelessig in Obst- und Gemüsesäfte kann die Verwertung der aufgenommenen Nähr- und Vitalstoffe des Gemüses und der Früchte noch gesteigert werden.

Durch seinen leicht säuerlichen Geschmack passt Apfelessig zu beinahe allen Obst- oder Fruchtsäften ganz vorzüglich.

Tipp für die Zahnpflege

In Säften wie auch in Apfelessig enthaltene Säure kann mit der Zeit den Zahnschmelz angreifen. Daher sollte man nach dem Genuss von Fruchtcocktails mit Apfelessig das Zähneputzen nicht vergessen.

Ganz gesunde Mixzutaten

Die folgenden Mixzutaten schmecken, machen gesünder, schöner, leistungsfähiger. Und durch die Zugabe von Apfelessig, dem sauren Muntermacher, lässt sich diese Wirkung noch einmal steigern.

Acerolasaft

Die Acerola ist eine aus Indien stammende, rötlich orange, kirschähnliche Steinfrucht. Von daher rührt auch die Bezeichnung »Acerolakirsche«. Frisch werden die Kirschen bei uns nicht angeboten, denn wegen ihrer äußerst dünnen Haut und des hohen Wasseranteils sind sie nicht transportfähig. Das Fruchtfleisch wird gleich nach der Ernte im Ursprungsland ausgepresst. Der Saft wird konzentriert oder vakuumgetrocknet und dann als Acerolasaft oder Fruchtextrakt-Kautabletten im Reformhaus angeboten. Oder er wird zur Vitamin-C-Anreicherung Lebensmitteln und Getränken zugesetzt. Auch ein mit Acerolasaft angereicherter Apfelessig ist auf dem Markt.

Goldäpfel, wie die Orangen früher genannt wurden, stammen ursprünglich aus dem indochinesischen Raum und gelangten erst in der Antike ans Mittelmeer.

Die Vitamin-C-Säfte

Orangensaft ist (ebenso wie Grapefruitsaft und der Saft aus Schwarzen Johannisbeeren) berühmt wegen seines hohen Gehalts an Vitamin C. Ein 0,2-Liter-Glas dieser Säfte deckt schon 100 Prozent des durchschnittlichen Tagesbedarfs eines gesunden Erwachsenen an dem »Erkältungsvitamin«. Orangensaft ist zudem reich an B-Vitaminen und Mineralstoffen. Alle Inhaltsstoffe zusammen regen den Zellstoffwechsel an, stärken das Immunsystem, vitalisieren Körper und Geist, festigen das Bindegewebe und sorgen für schöne Haut und Haare. Der hohe Anteil an Kalzium stärkt Knochen und Zähne, reichlich Kalium entwässert und unterstützt das Abnehmen.

Karottensaft – wirksamer Zellschutz

Karotten haben von allen Gemüsesorten den höchsten Gehalt an Beta-Karotin, das oft auch als Provitamin A bezeichnet wird. Aus diesem Vorvitamin stellt der Körper dann mit Hilfe von Fett die lebenswichtige Menge Vitamin A her. Durch ein paar Tropfen wertvollen Pflanzenöls wie Maiskeim- oder Weizenkeimöl kann der Organismus aufgenommene Beta-Karotin-Biostoffe besser resorbieren bzw. wird deren Wirksamkeit ver-

stärkt. (Die Inhaltsstoffe von Karotten entfalten sich erst optimal, wenn sie roh und geraspelt oder kurz gegart, aber immer in Verbindung mit etwas Pflanzenöl verzehrt werden.)
Ausreichend Beta-Karotin bekämpft effektiv freie Radikale – chemisch aggressive Verbindungen, die an zahlreichen Stellen der Zelle Schäden verursachen können – und spielt damit eine wichtige Rolle als Zellschutz und bei der Krebsvorsorge. Beta-Karotin sorgt für gesunde Schleimhäute (z. B. der Atemwege, in Magen und Darm), schützt vor Viren und Bakterien und stärkt die Sehkraft. Karotten sind darüber hinaus reich an Selen, einem der wichtigsten Spurenelemente. Da unsere Lebensmittel oft aus ausgelaugten und einseitig überdüngten Böden stammen, die nicht mehr genügend Spurenelemente enthalten, ist Selenmangel bei uns keine Seltenheit. In vielen Ländern ist man bereits dazu übergegangen, Selen z. B. Brot und anderen Lebensmitteln zuzusetzen.

Tomaten beugen nicht nur Zellschäden vor, sie helfen auch bei Gicht und Gelenkschmerzen, wirken entwässernd, unterstützen die Leber, regulieren die Verdauung und fördern die Abwehrkräfte. Die Volksmedizin rät gerade Rheumapatienten, regelmäßig ein Glas Tomatensaft mit Apfelessig zu trinken.

Tomatensaft – erhitzt erst richtig gut

Tomatensaft wird zum Haltbarmachen kurz vor dem Abfüllen für wenige Sekunden auf etwa 85 °C erhitzt (Pasteurisation). Mikroorganismen werden dadurch außer Gefecht gesetzt, Vitamine, Spurenelemente und viele Biostoffe bleiben aber weitgehend erhalten.
Gerade durch die Hitze bei der Verarbeitung der Tomaten werden Substanzen wie Lykopin in einer Weise beeinflusst, die sie für den Organismus optimal verwertbar macht. Auch in Tomatensaft finden sich solche aufbereiteten Antikrebsstoffe. Tomatensaft ist überhaupt ein Füllhorn an Vitalstoffen. Neben den Vitaminen A, B, C und E fällt der hohe Gehalt an Mineralien (Kalium, Magnesium, Kalzium, Phosphor) und besonders an selte-

nen Spurenelementen wie Chrom, Kobalt, Kupfer, Nickel, Selen und Zink ins Gewicht. Auch ätherische Öle, natürliche Hormone und organische Säuren entfalten eine sanfte Heilwirkung. Sie machen sogar gute Laune, wirken entspannend auf das Nervensystem und fördern den gesunden Schlaf.

Die Unterschiede in der Saftqualität spiegeln sich oft, aber auch nicht immer im Preis wider. Es lohnt sich in jedem Fall, das Flaschenetikett aufmerksam zu studieren.

Gemüsesäfte – milchsauer vergoren

Milchsäurebakterien, die in Lebensmitteln vorhandene Zucker, z. B. Trauben- oder Milchzucker, zu Milchsäure und Kohlendioxid vergären, sind uns Menschen willkommene Helfer und werden bei den Herstellern von milchsauer vergorenen Gemüsen entsprechend kultiviert. Diese Kleinstlebewesen lassen in dem jeweiligen Lebensmittel, dem sie zugesetzt wurden, wertvolle L(+)-Milchsäure entstehen, die vielfältige gesundheitliche Wirkungen im Organismus entfaltet. Sie wirkt sich positiv auf den Stoffwechsel aus. Sie hilft bei der Ausscheidung von unerwünschten Stoffwechselprodukten

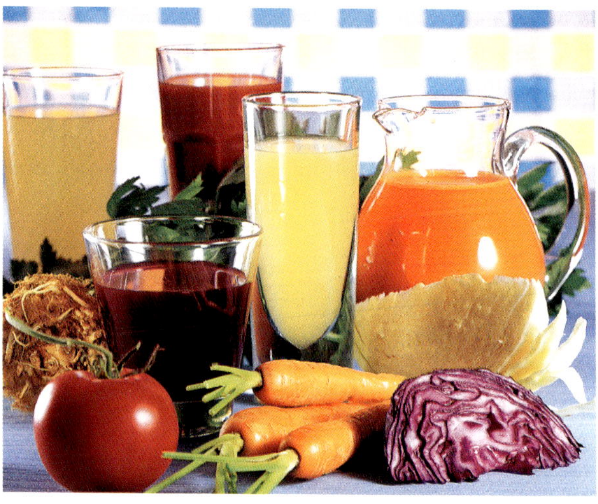

Es muss nicht immer Fruchtsaft sein! Auch in Gemüsesäften steckt guter, variantenreicher Geschmack – von gesunden Inhaltsstoffen ganz zu schweigen.

wie beispielsweise der Harnsäure, die bei der Entstehung von Gicht und anderen rheumatischen Erkrankungen eine Rolle spielt. Sie bringt eine träge Verdauung in Schwung, hilft Fäulnisvorgänge im Darm zu verhindern, trägt zur Sanierung der Darmflora bei und stärkt auf diese Weise die Immunabwehr.

Multifit mit Multivitaminen

Multivitamin-Fruchtsäfte gibt es erst seit 1982. Seither sind sie in den Saftregalen ständig auf dem Vormarsch und liegen im jährlichen Pro-Kopf-Verbrauch bereits auf Platz drei nach dem Apfel- und dem Orangensaft. Die meisten dieser Säfte stellen eine harmonische Komposition aus zehn bis zwölf Fruchtsäften dar, wie etwa Apfelsaft, Orangensaft, Bananenmark, Traubensaft sowie Fruchtauszügen z. B. von Maracuja, Mango, Ananas und Papaya. Darüber hinaus wird das Fruchtsaftpotpourri zusätzlich mit Vitaminen angereichert, so dass bereits ein Glas von 0,20 bis 0,33 Liter den täglichen Vitaminbedarf eines Erwachsenen abdeckt. Multivitaminsäfte versorgen den Organismus schnell und einfach mit vielen lebenswichtigen Vitaminen und beugen dadurch insbesondere Erkältungskrankheiten vor. Die »Multis«, die durch fruchteigenen Zucker bereits ausreichend gesüßt sind, schmecken pur und sind auch gut zum Mixen geeignet. Aber sie können einen sauren Schuss Apfelessig ausnehmend gut vertragen.

Viele der in Säften enthaltenen Vitamine, Spurenelemente und Enzyme entfalten gerade in der Kombination mit Apfelessig ihre volle Wirkung.

Molke – ein richtiges Kraftpaket

Die wirksamen Substanzen der Molke sind leicht verdauliches Molkeeiweiß, Vitamine, Mineralstoffe und Spurenelemente, die eine ganze Reihe von Stoffwechselprozessen fördern. So enthält Molke wie Milch viel Kalzium, das die Knochen stärkt, sowie reichlich

So wirkt die Molke

Die Laktose, der Milchzucker in der Molke, und rechtsdrehende L(+)-Milchsäure wirken sich äußerst günstig auf die Darmflora aus. Die rechtsdrehenden L(+)-Milchsäuren beugen auch einer Übersäuerung vor.
Sie werden teilweise erst im Dickdarm gebildet. Denn ein Teil des Milchzuckers der Molke wird nicht von dem Verdauungsenzym Laktase im Dünndarm gespalten und ins Blut geleitet, sondern erreicht unaufgeschlossen den Dickdarm. Unter Einwirkung von Bakterien entsteht daraus Milchsäure, die Fäulnisprozessen im Darm entgegenwirkt und die wichtig für den Schutz eines gesunden Darmmilieus ist. Sie können die Trinkmolke mit Früchten, Gemüse, Säften oder Ballaststoffen anreichern und geschmacklich immer wieder abwandeln. Trinkmolke ist äußerst hochwertig, schon kleine Mengen genügen, um den Organismus mit lebenswichtigen Stoffen zu versorgen. Das körpereigene Eiweiß, das während einer Fastenkur normalerweise abgebaut wird, kann die Molke großteils ersetzen. So wird dem Abbau von Muskeln vorgebeugt.

Reformhäuser bieten spezielle Diätkurmolke an, die zusätzlich mit Protein angereichert ist. Wer nicht selbst mit Säften verfeinert, kann auf fertige Fruchtmolke in mehreren Geschmacksrichtungen ausweichen. Es gibt die Molke auch als preiswerteres Pulver zum Anrühren.

Kalium, das Wasser aus dem Körper schwemmt. In Verbindung mit Apfelessig wird der Molketrank zu einem ergiebigen Kaliumspender.
Im Gegensatz zur Milch ist Molke so gut wie fettfrei, was sehr positiv fürs Abnehmen und bei einem erhöhten Cholesterinspiegel ist.

Buttermilch – die schlanke Alternative

Buttermilch fällt als Nebenprodukt bei der Butterherstellung an. Sie enthält drei Prozent Eiweiß, aber nur ein Prozent Fett und ist damit der ideale Kalziumspender für starke Knochen (Osteoporosevorbeugung) und Zähne im Rahmen einer Reduktionsdiät sowie an Fasten- und Entschlackungstagen. Die Milchsäure der Buttermilch sorgt für eine gesunde Darmflora und kurbelt auf sanfte Weise die Verdauung an. Es lohnt sich für die Gesundheit, wenn man den wertvollen Kalziumspender Buttermilch zusammen mit dem stoffwechselanregenden Apfelessig als regelmäßigen Baustein in den Ernährungsplan einbaut.

Schwarze Melasse ist ein zähflüssiger, mineralstoffreicher Saft, der beim Verarbeiten von Zuckerrohr als ein Nebenprodukt der Zuckerherstellung anfällt. Die im Reformhaus erhältliche Melasse (680 Gramm kosten knapp 10 DM) ist ein reines Naturprodukt ohne Chemikalien.

Das schwarze Wunder

Rohe schwarze Melasse eignet sich vor allem zur Anreicherung von verschiedenen Getränken mit zusätzlichen Mineralstoffen, insbesondere Kalzium, Magnesium, Kalium, Eisen, Kupfer und Chrom. Daneben enthält sie reichlich B-Vitamine, insbesondere die Vitamine B2, B6 und Pantothensäure, die für die Gedächtnisleistung von hohem Nutzen sind.
Wegen seiner vielen positiven Wirkungen wird das Naturprodukt Zuckerrrohrmelasse in der Literatur auch als schwarzes Wunder bezeichnet. Andere sprechen von ihr als einem vollendeten Nahrungsmittel, was in Bezug auf den Nährstoffgehalt richtig sein mag, aber, und das gleich vorweg, nicht unbedingt hinsichtlich des Geschmacks. Manchen ist das eindringliche, lakritzartige Aroma der Melasse zu intensiv.

Wer sollte schwarze Melasse zu sich nehmen?

Schwarze Melasse ist sinnvoll bei Mangelernährung sowie in Zeiten erhöhten Mineralstoffbedarfs, z. B. in der Wachstumsphase, während der Schwangerschaft und in der Stillzeit.
Auch in der Menopause und generell in der zweiten Lebenshälfte oder nach sportlicher Betätigung, wenn Mi-

neralstoffe übers Schwitzen verloren gehen, ebenso in Zeiten verstärkter beruflicher und privater Anspannung (Stress) kann es nützlich sein, regelmäßig zusätzlich Vitalstoffe aufzunehmen. Ein weiterer positiver Effekt: Bei längerer Einnahme eines Cocktails aus schwarzer Melasse und Apfelessig werden brüchige und weiche Fingernägel gefestigt und der Haarwuchs gestärkt, es soll sogar, Erfahrungsberichten zufolge, das Ergrauen der Haare hinausgezögert werden.

Ahornsirup ist der eingedickte Saft des Zuckerahornbaums (Acer saccharum), der vor allem im Norden der USA und in Kanada gedeiht.

Der süße Saft aus dem Ahornwald

Schon die indianischen Ureinwohner kannten und schätzten »sinzibuckwud«, den süßen Saft, den sie »dem Holz entlockten«. Zur Gewinnung des Süßstoffs werden am Ende des Winters die Stämme junger Ahornbäume angebohrt und mit einem kleinen Auslaufhahn versehen. Daran sind kleine Eimer befestigt. Und sobald bei den ersten wärmenden Sonnenstrahlen der zuckerhaltige Saft von den Wurzeln in die Äste steigt, wird der Saft in den Eimern aufgefangen.

In so genannten Zuckerhütten wird der zunächst klare, nur schwach süße Saft gleich am Waldrand zu dickem, aromatischem Sirup eingekocht. Pro Ahornbaum ergibt das nicht mehr als etwa einen Liter Sirup. Da muss man vorausschauend kalkulieren. Denn zapft man dem Baum zu viel von dem Zuckersaft ab, entzieht man ihm praktisch die Lebenskraft.

Ahornsirup ist rein natürlicher eingedickter Pflanzensaft, der einen hohen Gehalt an Zucker (ca. 90 Prozent) und Mineralstoffen wie Kalium, Kalzium, Magnesium, Zink und Eisen aufweist. Er ist ohne Konservierung mehrere Jahre lang haltbar. Die angebrochene Flasche hält sich im Kühlschrank einige Wochen. Man verwendet ihn in der Gesundheitsküche anstelle von Haus-

haltszucker zum Süßen von Pfannkuchen, Waffeln, Eis, Müslis oder Milchgetränken. Wie alle konzentrierten Lebensmittel wird er sparsam dosiert.
Die würzige Süße des Ahornsirups harmoniert vorzüglich mit der fruchtigen, prickelnden Säure des Apfelessigs. Die Kombination beider Naturstoffe rundet Salatdressings, Saucen, Fruchtsalate und Desserts ab und passt natürlich in alle Mixgetränke.

Schwarzkümmel – ein gesundes Gewürz

Die abwehrstärkenden und sanft heilenden Eigenschaften des Schwarzkümmels, einer Gewürzpflanze aus dem Orient, werden in neuerer Zeit auch bei uns geschätzt. Es handelt sich dabei um die Samen des ägyptischen Schwarzkümmels, Nigella sativa, die in mohnähnlichen Kapseln enthalten sind. Schwarzkümmelsamen sind von schwarzer Farbe und sehr ölreich; sie duften leicht nach Anis. Das aus den Samen durch schonende Kaltpressung gewonnene Öl wird seit Jahrtausenden innerlich wie äußerlich für vielerlei gesundheitliche Zwecke und zur Schönheitspflege verwendet.
Man kann Schwarzkümmel für einige Anwendungen mit Apfelessig kombinieren. Die überlieferte Volksheilkunde schreibt dieser wirksamen Kombination, wenn sie innerlich eingenommen wird, eine sanfte Heilkraft bei Ekzemen und juckenden Hauterkrankungen sowie bei Darmpilzen zu.

In den USA sind Schwarzkümmelölkapseln wegen ihrer Schutzfunktion gegen Krebserkrankungen und Diabetes mellitus sowie ihrer Heilwirkung bei Allergien und Entzündungen ein sehr gebräuchliches Nahrungsergänzungsmittel.

Schlehensaft

Der Saft aus den dunkelblauen Beeren der wilden Schlehe (auch Schwarz- oder Schlehdorn genannt), ist von alters her als gesundes Hausmittel bekannt. Schlehdornfrüchte weisen Gerbstoffe, Säuren und Vitamin C auf. Der Schlehensaft wird in der Volksheilkunde be-

sonders wegen seiner entzündungshemmenden Wirkung zum Gurgeln bei Entzündungen des Zahnfleischs, der Mundschleimhaut und im Hals empfohlen.
Trinkt man ihn, wirkt er reinigend auf Nieren und Blase und leicht abführend. Wer Magenprobleme hat oder empfindlich reagiert, sollte daher keine großen Mengen trinken.

Sanddornsträucher oder bäume verteidigen ihre Vitamin-C-haltigen Früchte mit langen Stacheln. Sie wachsen oft unkultiviert in feuchten Regionen der nördlichen Erdkugel; kein Wunder, denn hier ist der Vitamin-C-Bedarf am höchsten.

Saurer Sanddorn

Sanddornbeeren gedeihen an silbrig-grünen, dornigen Sträuchern. Sie riechen herb, schmecken äußerst sauer und werden daher nicht roh verzehrt. Im Reformhaus bekommt man fein gemahlene, frische Sanddornbeeren, also das Fruchtmark, das meist mit Honig oder Fruchtzucker gesüßt ist. (Weißer, raffinierter Zucker gilt als »Vitaminräuber«. Um ihn abbauen zu können, verbraucht der Körper Vitamine, vor allem B1 und C. In der gesundheitsbewussten Küche wird daher statt mit weißem Zucker mit Honig, Ahornsirup, Dicksäften oder Fruchtzucker gesüßt.) Die Sanddornzubereitung enthält reichlich Vitamin C (200 Milligramm Vitamin C pro 100 Milliliter) und eignet sich deshalb zum Ausgleich einer Vitamin-C-armen Kost oder ganz allgemein zur Stärkung der Abwehrkräfte in der Erkältungszeit.
Sanddorn, Ananas, Mangos und andere Früchte und Beeren sind im Reformhaus unter der Bezeichnung »Vollfrucht« erhältlich. Dabei werden alle zum Verzehr geeigneten Bestandteile der Frucht wie Schale, Fruchtfleisch, Saft und Kerne sehr fein gemahlen. Mit der dickflüssigen Fruchtsauce kann man herrlich Cocktails oder Longdrinks mixen. Und nahezu alle Vollfruchtprodukte können einen Schuss Apfelessig gut vertragen. Man kann mit den Saucen aber auch Eis, Müslis, Milchreis, Pudding etc. fruchtig aufwerten.

Sirup – konzentrierte Süße

Kräftige Farben, intensives Aroma und eine intensive Süße erhalten die Cocktails mit Sirup. Sirupe sind hervorragend geeignet zum Mischen mit Fruchtsäften und Milchprodukten und vor allem natürlich mit Apfelessig (siehe Rezepte Seite 80f.).

Sirupe sind konzentrierte, dickflüssige Lösungen von Zucker in Wasser oder in Fruchtsäften oder Pflanzenauszügen.

Gleichbedeutend mit Zuckersirup ist auch die Grenadine zum Mixen. Grenadine wird aus verschiedenen Fruchtsäften komponiert, die zusammen eine Art Granatapfelgeschmack ergeben. Grenadinesirup oder auch einfach nur Grenadine (die Bezeichnungen sind in verschiedenen Ländern unterschiedlich) hat den Himbeersirup aus den fünfziger Jahren vielfach abgelöst, weil er kräftiger in der Farbe ist.

Daneben gibt es außer dem blauen Curaçao Bleu inzwischen zahlreiche Sirupexoten aus Grundstoffen wie Zimt, Ingwer, Pfirsich, Kiwi, grüne Banane, Pfefferminz und Anis; aber gerade die Klassiker wie Grenadine, Kirsch, Himbeer, Erdbeer, Cassis (Johannisbeere) passen hervorragend zum frischen Apfelessig. Im Übrigen ist erlaubt, was gefällt, die Rezepte mögen Ihnen als Anregung dienen, der Phantasie freien Lauf zu lassen.

Man sollte berücksichtigen, dass nicht nur süße, saure, gleichfarbige oder verwandte Zutaten – wie z. B. Sirup und Saft der gleichen Frucht – in einem Drink verwendet werden.

Zuckersirup selbst herstellen

Man gibt auf 1 Liter kochendes Wasser 1 Kilogramm Zucker. Dann braucht man nur noch Geduld; denn diese Mischung wird gerührt, bis der Sirup klar ist. Nach dem Erkalten wird der Sirup in Flaschen abgefüllt und ist gekühlt monatelang haltbar.

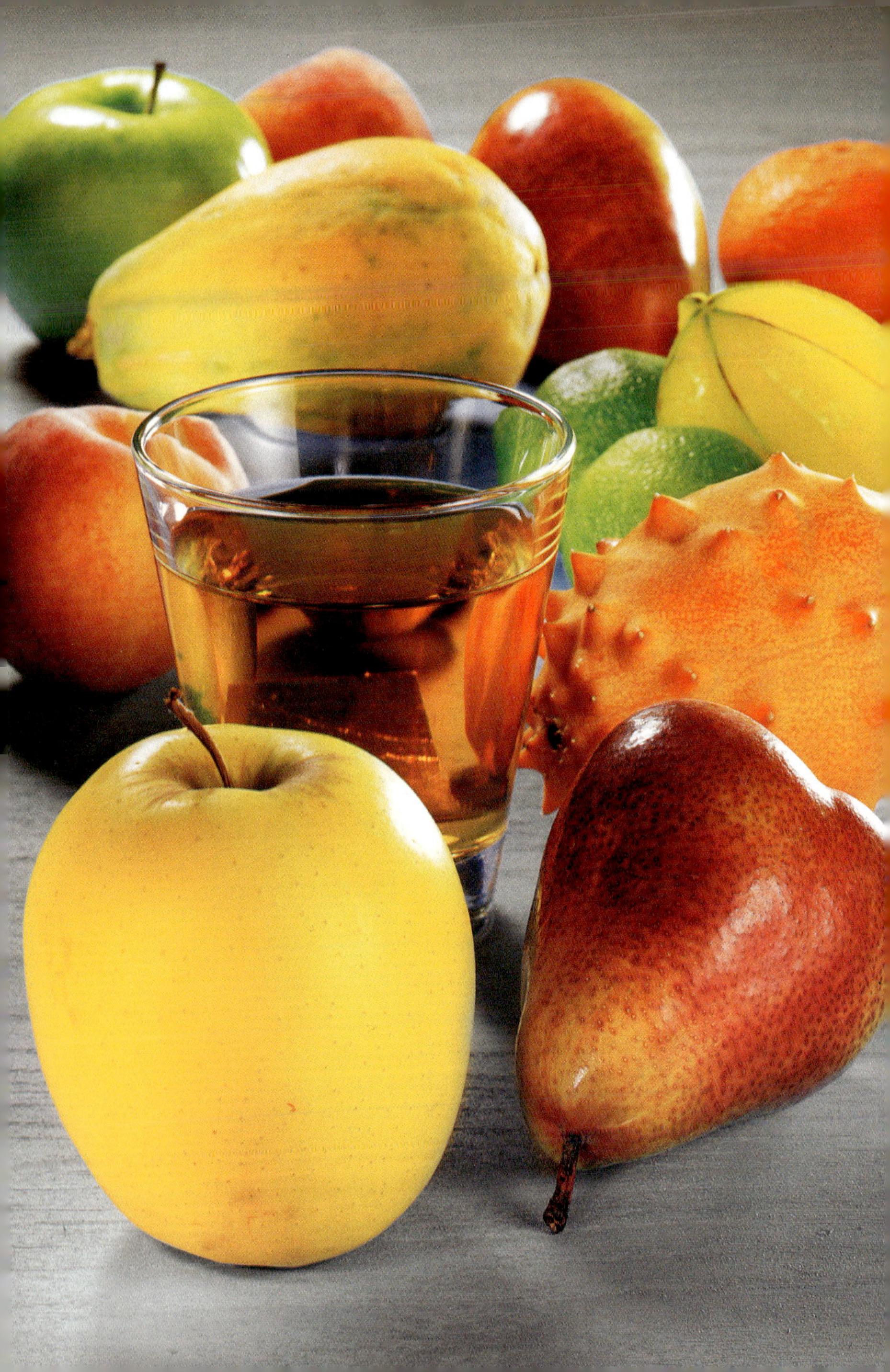

Freche Früchte ohne Alkohol

Natürlich kann man den essigsauren Muntermacher nicht nur mit Wasser oder Mineralwasser, sondern auch mit anderen Getränken, mit Obstsäften und -pürees oder süßen Sirups vermischen. Und alle diese Mixturen lassen sich zu regelrechten Vitaminbomben aufmöbeln, je nachdem welche gesundheitliche Wirkung man erzielen möchte oder welche besondere Geschmacksrichtung man bevorzugt.

Der Klassiker nach Dr. D. C. Jarvis

Zutaten: *2 TL Apfelessig • 1–2 TL Honig • 0,2 l Wasser oder Mineralwasser*

Zubereitung: Die Zutaten in einem Glas gründlich miteinander verrühren, bis sich der Honig aufgelöst hat. Experten charakterisieren dieses Basisgetränk als »trocken mit einer prickelnden Säure und einer kaum spürbaren Süße, das sich gut trinken lässt«. Wer auf den Honig verzichten möchte (was man gut kann), kann stattdessen auch mit flüssigem Süßstoff süßen.

Der anregende Morgentrank

Viele trinken das klassische Apfelessiggetränk morgens auf nüchternen Magen, gleich nach dem Aufstehen, in kleinen Schlucken. Das zugefügte Wasser sollte dann am besten lauwarm sein; das verstärkt die verdauungsanregende Wirkung. In dem äußerst einfachen, aber trotzdem wohlschmeckenden Mixgetränk geht die Honigsüße mit der milden Säure eine harmonische Verbindung ein.

Man konsumiert das Morgengetränk kurmäßig vier bis sechs Wochen lang einmal oder mehrmals im Jahr. Manche behalten diese gesundheitsfördernde Gewohnheit auch lebenslang bei.

Apfelessig mit Apfelsaft

Zutaten: *2 TL Apfelessig • 1–2 TL Honig*
0,2 l naturtrüber Apfelsaft

Zubereitung: Apfelessig und Honig in ein Glas geben und mit Apfelsaft auffüllen. An heißen Sommertagen kann man den Drink gut gekühlt oder mit Eiswürfeln servieren.

Bei diesem Mischgetränk wird das Apfelaroma des Safts durch die fruchtige Säure des Apfelessigs noch hervorgehoben. Um den Durst zu löschen, mischt man am besten Apfelsaft und Mineralwasser zu gleichen Teilen. So eine säuerliche Apfelsaftschorle ist prickelnd und herb im Geschmack.

Ein 0,2-Liter-Glas Apfelsaft enthält im Durchschnitt: Energiegehalt 394 kJ = 94 kcal, Provitamin A 0,14 mg, Kalium 240 mg, Kalzium 12 mg, Magnesium 10 mg.

Ein ideales Sportlergetränk

Wer schwitzt, verliert auch Mineralstoffe. Ein Cocktail aus Apfelsaft und Apfelessig ist daher das ideale Fitnessgetränk nach dem Sport. Apfelsaft und Apfelessig sind reich an Kalium. Kalium wirkt Erschöpfungszuständen entgegen und hilft bei Müdigkeit, weil es die Muskelfunktionen stimuliert. Auch Kalzium ist für die Muskelkraft nötig. Daneben enthält Apfelsaft vor allem das Provitamin A, das zellschützend und abwehrstärkend wirkt, was nach Anstrengung wichtig ist.

Äpfel bestehen zu 30 Prozent aus Apfelpektin, das zur Entgiftung und zur Senkung des Cholesterinspiegels beiträgt. Ein Teil des Apfelpektins ist auch in naturtrübem Apfelsaft noch enthalten. Gerade für ältere Sportler empfehlen sich generell Nahrungsmittel und Getränke, die günstig auf zu hohe Cholesterinwerte einwirken. Das entlastet das Herz.

Apfel-Ahorn-Mix

Zutaten: *150 ml naturtrüber Apfelsaft • 1 EL Ahornsirup • 2 TL Apfelessig • 1 Spritzer Zitrone • 50 ml Mineralwasser • 3 Eiswürfel • 2 Scheiben Zitrone*
1 Cocktailspieß

Zubereitung: Alle Zutaten in ein Glas füllen, gut miteinander vermischen und mit den Eiswürfeln servieren. Als Garnitur die Zitronenscheiben auf den Cocktailspieß stecken und aufs Glas legen. Wer möchte, kann die Zitronenscheiben auch direkt in das Glas geben, dann wird das Getränk noch eine Nuance spritziger.

Ein 0,2-l-Glas Orangensaft enthält im Durchschnitt: Energiegehalt 390 kJ = 93 kcal, Vitamin C 70 mg, Vitamin B1 0,15 mg, Vitamin B2 0,13 mg, Provitamin A 0,18 mg, Kalium 350 mg, Kalzium 22 mg, Magnesium 24 mg.

Haircocktail

Die Vitamine und Mineralstoffe dieses Cocktails sollen speziell den Haar- und Nagelwuchs unterstützen und können Spannkraft und Glanz ins Haar zaubern.

Zutaten: *40 ml naturtrüber Apfelsaft • 60 ml Karottensaft • 150 ml Birnensaft • 1/4 TL geriebene Ingwerwurzel • 2 TL Apfelessig*

Zubereitung: Alle Zutaten mit dem Rührstab kräftig miteinander verquirlen und sofort in kleinen Schlucken trinken.

Apfelessig mit Orangensaft

Zutaten: *2 TL Apfelessig • 1–2 TL Honig*
0,2 l Orangensaft

Zubereitung: Apfelessig und Honig in ein 0,2-Liter-Glas geben und mit Orangensaft auffüllen. Gut gekühlt oder mit Eiswürfeln servieren.

Für einen Durststiller mischt man Orangensaft und Mineralwasser zu gleichen Teilen. Beide Getränke weisen eine deutlich prickelnde Säure auf und tendieren geschmacklich leicht in Richtung Grapefruit.

Die Frucht vom Baum der Gesundheit

Ein indisches Sprichwort besagt: »Steht hinter der Hütte ein Acerolabaum, kann vorn die Krankheit nicht herein!« Diese jahrtausendealte Erfahrung hat die Wissenschaft mittlerweile verifiziert, indem sie feststellte, dass bei der indischen Kirsche, wie die Acerola auch genannt wird, bis zu vier Gramm Vitamin C auf 100 Gramm Fruchtfleisch kommen. Das ist 50-mal mehr, als sich in Orangenfruchtfleisch verbirgt.

Die Acerolakirsche enthält damit von allen Früchten, die wir kennen, das meiste Vitamin C. Und Vitamin C fördert die Widerstandskraft gegen Infektionen und die Genesung nach körperlichen und seelischen Belastungen. Es sorgt auch für gesunde Haut und ein straffes Bindegewebe. Spezielle, in Acerolakirschen enthaltene Bioflavonoide und Fruchtsäuren sorgen zudem dafür, dass das Vitamin C im Organismus besser aufgenommen werden kann.

Cocktail mit Acerolasaft

In der beschriebenen Weise können Sie auch Grapefruitsaft oder den Saft von Schwarzen Johannisbeeren mit Apfelessig und Honig mischen.

Zutaten: *2 EL Apfelessig • 2 EL Acerolasaft (Reformhaus) • 1–2 TL Honig • 200 ml naturtrüber Apfelsaft*

Zubereitung: Apfelessig, Acerolasaft und Honig in ein Glas geben und mit dem Apfelsaft auffüllen. Alle Zutaten gut miteinander verrühren und dann sofort in kleinen Schlucken trinken.

Dieser Cocktail mit dem Saft der Acerolafrucht spendet rasch Energie und viel Vitamin C. Er wird deshalb bei erhöhten körperlichen Anstrengungen und in Zeiten verstärkten Vitamin-C-Bedarfs empfohlen, so beispielsweise während der Schwangerschaft und Stillzeit, bei Erschöpfungszuständen oder wenn Erkältungskrankheiten grassieren.

Cocktail mit Zitrusfrüchten und Papaya

Zutaten: *2 Blutorangen • 1 Grapefruit • 1 Papaya*
1 TL Apfelessig
Zubereitung: Die Zitrusfrüchte halbieren und entsaften, die Papaya fein pürieren und mit Apfelessig verrühren. Zur Erkältungsvorbeugung 3-mal täglich 1 Glas vor den Mahlzeiten trinken. Dieser Vitamincocktail sorgt auch für straffe Haut.

Achten Sie bei Multivitaminsäften darauf, ob zusätzlich raffinierter Zucker zugefügt wurde. Säfte ohne zusätzlichen Zucker sind meist etwas teurer – aber auch gesünder.

Apfelessig und Multivitamin-Fruchtsaft

Zutaten: *2 TL Apfelessig • 0,2 l Multivitamin-Fruchtsaft*
Zubereitung: Apfelessig in ein 0,2-Liter-Glas geben und mit Multivitamin-Fruchtsaft auffüllen. Nach Belieben mit Honig süßen. An heißen Tagen kann man den Drink auch auf Eiswürfeln servieren.

Powercocktail

Versuchen Sie es bei Ermüdungserscheinungen statt mit starkem Kaffee einmal mit einem erfrischenden Fruchtcocktail aus den Säften orangefarbener Sonnenfrüchte. Er versorgt Sie mit den wichtigen Vitaminen A und C, regt den Stoffwechsel an und sorgt schon allein durch seine sonnige Farbe und seinen köstlichen Geschmack für gute Laune.
Zutaten: *1 reife Papaya • 50 ml Orangensaft*
50 ml Pfirsichsaft • 50 ml Mangosaft • 2 TL Apfelessig
1 Orangenscheibe
Zubereitung: Die Papaya schälen und entkernen und mit dem Stabmixer sehr fein pürieren. Mit den verschiedenen Fruchtsäften und dem Apfelessig aufmixen. Als Dekoration wird die eingeschnittene Orangenscheibe an das Glas gesteckt. Anschließend sofort servieren. Natürlich kann man den Cocktail auch auf Eis geben.

Die Saftparade – gesund und köstlich

Nach dem beschriebenen Grundrezept lassen sich noch viele andere Fruchtsäfte oder Fruchtpürees mit Apfelessig kombinieren. Wenn Sie sich die Zeit nehmen, die Säfte selbst zu pressen bzw. die Früchte zu pürieren, erhalten Sie natürlich Säfte von allererster Güte. Zudem bestimmen Sie so auch selbst, wie viel Fruchtfleisch enthalten sein soll und wie fein es püriert wird.

Übrigens muss man nicht immer die teuersten Fruchtsäfte im Reformhaus kaufen. Sehen Sie sich nach Sonderangeboten um. Auch große Supermärkte und Drogerien bieten heute naturreine Obst- und Gemüsesäfte von sehr guter Qualität zu vernünftigen Preisen an.

Ananas – die Enzymbombe

Wichtigste Inhaltsstoffe: reich an Bromelain, einem Gemisch aus drei (eiweißspaltenden) Enzymen; enthält fast alle Vitamine und 16 Mineralstoffe

Heilwirkung: verbessert deutlich die Verdauung aller eiweißreichen Nahrungsmittel, ist entwässernd, fördert die Durchblutung und Heilungsprozesse, wirkt leicht blutdrucksenkend, schmerzlindernd und entzündungshemmend

Tipp: Ein Schuss Ananassaft verleiht jedem Cocktail einen Hauch von Exotik.

Aprikose – die Frucht der Frauen

Wichtigste Inhaltsstoffe: hoher Anteil an Beta-Karotin, der Vorstufe des Vitamin A; Folsäure wirkt blutbildend, Niazin verleiht Energie und starke Nerven; der hohe Eisengehalt hilft gegen Blässe und Blutarmut; Kalium gegen Wasser im Gewebe, entlastet Herz und Kreislauf; Kieselsäure ist wichtig für Nägel, Haare, Knochen, Zähne und Denkvermögen

Heilwirkung: wirksamer Zellschutz, verjüngend, kräftigt die Schleimhäute (z. B. der Lunge), für schöne Haut, stärkt die Sehkraft, für alle Wachstumsphasen, einschließlich Schwangerschaft

Birne – der gesunde Durstlöscher

Wichtigste Inhaltsstoffe: sehr hoher Wasseranteil, daher gelangen gelöste Nährstoffe rasch in den Darm; reich an Folsäure; Kalium wirkt entwässernd und Vitamin C abwehrstärkend
Heilwirkung: regt die Verdauung an, wirkt darmreinigend, entgiftend, wachstumsfördernd und blutbildend
Tipp: Wer nicht so viel trinken kann, wie gemeinhin empfohlen wird, sollte öfter Birnen essen.

Sehr schmackhaft ist z. B. die Mischung aus 100 Milliliter naturtrübem Apfelsaft, 100 Milliliter rotem Diätfruchtnektar (mit Mineralwasser) oder auch Mineralwasser mit Cassis, Zitrone und 2 Teelöffeln Apfelessig.

Brombeeren verjüngen

Wichtigste Inhaltsstoffe: hoher Anteil an Vitamin C; reich an Beta-Karotin; mineralstoffreich (Kalium, Kalzium, Eisen)
Heilwirkung: abwehrstärkend, wirksamer Zellschutz, festigen das Bindegewebe, stärken die Gefäßwände, beugen Alterungsprozessen vor, sind blutbildend, blutdrucksenkend, nervenstärkend, entwässernd

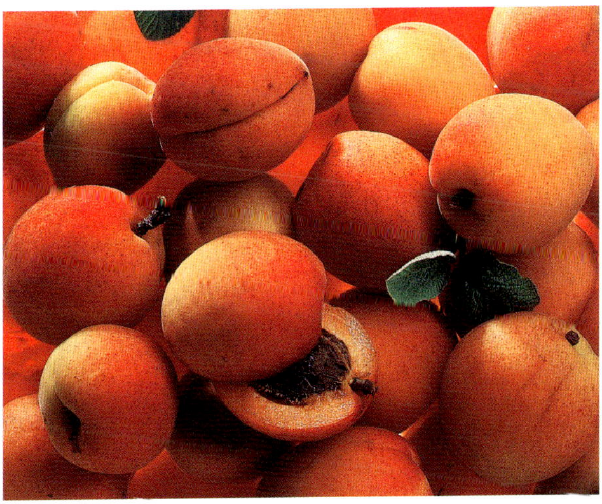

Was immer der Wald oder der Obstgarten hergibt: Mit Apfelessig wird es nochmal aufgewertet.

Tipp: Inhaltsreicher als frischer Brombeersaft ist das pürierte Fruchtfleisch. Für Brombeermus (das sehr gut zu Pfannkuchen oder zu Wildgerichten passt) 1 Kilogramm zuckersüße Brombeeren mit 1 Pfund Zucker, 1/2 Liter Apfelessig, je 1 Teelöffel Zimt- und Nelkenpulver und 1/2 Teelöffel Piment in einen Topf geben und für 1 1/2 bis 2 Stunden lang bei schwacher Hitze leise kochen lassen. Das Mus noch heiß in ausgekochte Schraubgläser (Twist-off-Gläser) füllen und sofort luftdicht verschließen.

Erdbeeren sind Schlankheitsbeeren

Wichtigste Inhaltsstoffe: hoher Anteil an Beta-Karotin, Folsäure, Vitamin C; mineralstoffreich (Kalium, Mangan, Phosphor, Eisen)

Heilwirkung: wirksamer Zellschutz, abwehrstärkend, entzündungshemmend, entgiftend, entwässernd, fördern Stoffwechsel und Zellwachstum, wirken blutdrucksenkend

Tipp: Erdbeeren sind sehr gut geeignet für Reinigungs- und Entschlackungskuren. Leider reagieren manche Menschen allergisch.

Grapefruits gibt es in Weiß, Gelb oder Rosé; für die Gesundheit ist der Saft aller Sorten gleichermaßen geeignet.

Grapefruit – Schutz für Gefäße

Wichtigste Inhaltsstoffe: reich an den Vitaminen C und Folsäure

Heilwirkung: zur Stärkung der Abwehrkräfte; wirksamer Gefäßschutz (bei Venenleiden und Hämorrhoiden); fördert das Zellwachstum und die Blutbildung, kurbelt die Hormonproduktion an; zur Vorbeugung gegen Erkältungen und Infektionen

Tipp: Grapefruitdiätlimonade mit Apfelessig gemischt ergibt ein durststillendes Getränk von herb-würzigem Geschmack, fast wie Gingerale.

Himbeeren wirken blutstillend

Wichtigste Inhaltsstoffe: Die süßen, roten Waldbeeren sind Vitamin-C-reich, lindern im Zusammenwirken mit Rutin (früher: Vitamin P) Blutungen im Körper (z. B. Nasenbluten, Zahnfleisch-, Monatsblutungen); viel Vitamin A verbessert auf natürlichem Weg die Sehkraft

Heilwirkung: entwässernd, darmreinigend, helfen bei Blasen- und Nierenbeschweren, stärken die Blutgefäße; weiche Haut und glänzendes Haar durch reichlich Biotin (ein Vitamin aus der B-Gruppe)

Tipp: Pürierte Himbeeren sind Himbeersaft oder -sirup vorzuziehen.

Himbeeren können auch tiefgekühlt für die Zubereitung von Cocktails verwendet werden, wenn man sie zuvor püriert.

Holunder zur Abwehrstärkung

Wichtigste Inhaltsstoffe: höchster Selengehalt von allen Früchten; reich an Vitamin A, B und C

Heilwirkung: bindet Giftstoffe, stärkt die Blutgefäße, verbessert die Durchblutung, schützt im Zellinneren vor dem Angriff freier Radikale und ist damit ein wichtiger Immunfaktor

Vorsicht: Rohe, unreife Holunderbeeren sind giftig. Zur Saftbereitung nur die ganz reifen, schwarzen Beeren pflücken und kurz aufkochen. Durchpassieren und den Saft sofort verwenden oder mit Zucker haltbar machen.

Kirschen zur Entschlackung

Wichtigste Inhaltsstoffe: reich an Vitamin C und Folsäure; viel Kalzium für Knochen und Zähne, Kalium wirkt entwässernd

Heilwirkung: senken deutlich den Harnsäurespiegel und beugen so Gicht vor, festigen das Bindegewebe, wirken zellschützend, verjüngend; für schöne Haut, unterstützen das Abnehmen

Tipp: Ein Kirschtag regt die Verdauung an, entsäuert und entschlackt. Essen Sie 2 bis 3 Pfund Kirschen in mehreren Portionen über den Tag verteilt. Zwischen den Obstmahlzeiten reichlich trinken.

Mango – für die Abwehrkräfte

Wichtigste Inhaltsstoffe: viel Beta-Karotin, Vitamine C und E; mineralstoffreich (Kupfer, Mangan, Zink, Magnesium); Proteinasen (Enzyme) unterstützen das Immunsystem bei der Abwehr von Erkältungskrankheiten

Heilwirkung: zellschützend, abwehrstärkend, regt den Stoffwechsel an, für gesunde Schleimhäute, stärkt die Sehkraft, fördert bessere Eiweißverwertung, festigt das Bindegewebe, für schöne Haut und Haare

Tipp: Die prickelnde Säure des Apfelessigs bereichert Obstsalate aus tropischen Früchten.

Wenn man die reifen Mangos vor der Zubereitung kurz im Kühlschrank lagert, kann man den zum Teil leicht öligen Beigeschmack, den manche Früchte haben, verringern.

Pfirsich – für Schönheit und stabile Nerven

Wichtigste Inhaltsstoffe: Die gelbrote Farbe deutet auf reichlich Beta-Karotin hin; viele B-Vitamine

Heilwirkung: wehrt freie Radikale ab, verjüngend, stärkt die Nerven, darmregulierend, entwässernd

Tipp: Ein Pfirsichtag entwässert, verschönt und sorgt für ausgeglichene Stimmung. Wer eine Weile täglich einen Cocktail aus 250 Milliliter Pfirsich- und 250 Milliliter Kirschnektar trinkt, belebt fahle und klärt unreine Gesichtshaut.

Schwarze Johannisbeeren schützen die Zellen

Wichtigste Inhaltsstoffe: reich an Vitamin C und Mineralstoffen (Kalzium, Mangan, Eisen, Phosphor)

Heilwirkung: zellschützend, blutbildend, beugen Erkältungen vor, stärken die Nerven und die Blutgefäße

Weintrauben unterstützen das Abnehmen

Wichtigste Inhaltsstoffe: alle B-Vitamine (außer Vitamin B12); reich an Vitamin C, Folsäure und Mineralstoffen (Mangan, Magnesium, Kalium)
Heilwirkung: wirksame Verdauungshilfe, entwässernd, entgiftend, unterstützen das Abnehmen, gegen Nervosität und Konzentrationsstörungen, wirken stoffwechselanregend
Tipp: Apfelessig passt besser in blauen Traubensaft als in weißen. Zur Entgiftung und Entschlackung: Ersetzen Sie eine Woche lang täglich eine Hauptmahlzeit durch 300 bis 500 Gramm Weintrauben.

Die Weinrebe zählt zu den ältesten Nutzpflanzen der Menschheit. Schon im mesopotamischen Ur (4000 v. Chr.) war sie bekannt und beliebt.

Cocktail mit Früchten der Saison

Zutaten: *200 g Früchte der Saison • 1/8 l Ananassaft 1/8 l Orangensaft • 1 TL Honig • 2 TL Apfelessig*
Zubereitung: Die Früchte waschen, zerkleinern und entsaften. Die übrigen Zutaten untermischen. Cocktail in kleinen Schlucken trinken.

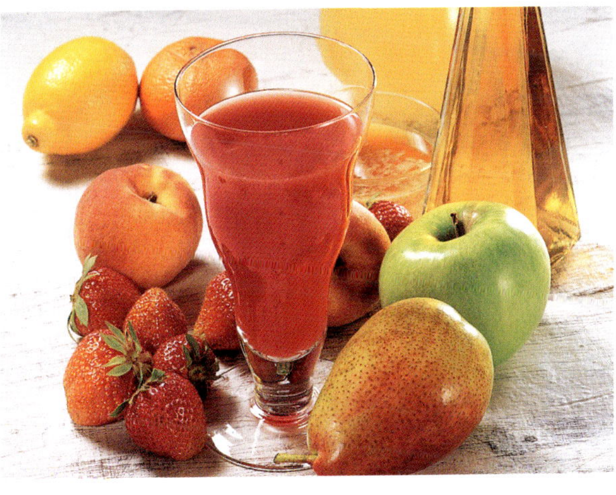

Birnen, Äpfel, Erdbeeren & Co.: Frische Früchte der Saison sind die ideale Grundlage für einen gesunden Apfelessigdrink.

Alkoholfreie Apfelessigbowle

An warmen Sommerabenden macht eine alkoholfreie Apfelessigbowle mit frischen Früchten gute Laune. Und am nächsten Tag haben Sie sicher keinen dicken Kopf.

Zutaten (für 4 Personen): *750 g frische, vollreife Früchte der Saison • 1/2 l Grapefruitsaft • 1/2 l Kirschsaft 1 l Mineralwasser • 2 EL Honig • 3 EL Apfelessig 1 Zweig Zitronenmelisse*

Zubereitung: Die Früchte, z. B. Ananas, Kirschen, Erdbeeren, waschen, wenn nötig, klein schneiden, tiefkühlen und eisgekühlt in ein großes Bowleglas füllen. Die gekühlten Säfte dazugießen und kurz darin ziehen lassen. Mit Mineralwasser auffüllen, mit Honig und Apfelessig süßsauer abschmecken. Die Bowle mit der Zitronenmelisse dekoriert servieren.

Tipp: Zur Kühlung gibt man Eiswürfel in den speziell dafür vorgesehenen Eiseinsatz. Oder man stellt die Glasschüssel mit der Bowle in ein größeres Gefäß, in das die Eiswürfel kommen. Auf diese Weise wird verhindert, dass die Bowle verwässert.

Kirschen enthalten sehr viel Vitamin C und eine große Menge an Zink.

Kirschtee

Zutaten: *schwarzer Tee • 4 cl Kirschsirup • 8 cl Kirschnektar • 2 TL Apfelessig • 3 Eiswürfel*

Zubereitung: Schwarzen Tee zubereiten, 4 bis 5 Minuten lang ziehen lassen, dann kalt stellen. Sirup und Nektar in ein Glas füllen, Apfelessig und Eiswürfel dazugeben. Mit dem kalten Tee auffüllen und gut verrühren.

Fruchtiger Morgentrank

Dieses Getränk schmeckt ausgezeichnet und garantiert einen guten Start in den Tag. Auch als Durstlöscher für zwischendurch ist es sehr geeignet.

Zutaten: *2 TL Apfelessig • 1–2 EL Sanddornvollfrucht 100 ml naturtrüber Apfelsaft • 100 ml Mineralwasser*
Zubereitung: Alle Zutaten gut miteinander verrühren. Statt Sanddorn eignen sich auch viele andere Vollfruchtprodukte. Die angebrochene Flasche im Kühlschank aufbewahren und binnen 10 Tagen verbrauchen.

Cocktail mit Honigmelone und Eis

Zutaten: *1/2 Honigmelone • 4 cl Apfelessigbasismischung • 4 cl Orangensaft • zerstoßenes Eis*
Zubereitung: Von der Honigmelone ein Stück für die Dekoration wegnehmen, dann den Rest pürieren. Die Apfelessigbasismischung einrühren. Den gekühlten Orangensaft und zerstoßenes Eis hinzufügen und schaumig aufmixen. Das Melonenschiffchen als Dekoration an den Glasrand stecken.
»Ein Getränk mit dem fruchtigen Aroma der Honigmelone, das erstaunlicherweise kaum süß schmeckt.«

Exoticcocktail

Zutaten: *3 cl Apfelessigbasismischung • 1 pürierte Birne • 1 pürierte Papaya • 1 Scheibe Honigmelone 1 pürierte Mango • 3 cl Orangensaft • 1 cl flüssige Sahne zerstoßenes Eis*
Zubereitung: Die Apfelessigbasismischung mit dem Püree von saftiger Birne, reifer Papaya, reifer Honigmelone und Mango aufmixen. Den gekühlten Orangensaft und die flüssige Sahne zusammen mit dem zerstoßenen Eis dazurühren, so dass eine cremige Konsistenz entsteht. Das Mixgetränk kühl servieren.
»In diesem besonders cremigen und sehr süffigen Getränk dominiert deutlich das Aroma der exotischen Früchte. Mit einer kaum spürbaren Honigsüße und leichter, aber frischer Säure.«

Die Cocktails auf den nächsten Seiten und die Kommentare zur geschmacklichen Einordnung der einzelnen Drinks stammen von Erich Häusler, dem Leiter der Kreativ-Küche in Hamburg.

Melonen gibt es in vielen Arten. Ob Netz-, Wasser-, Galia- oder Kantalupmelonen – sie eignen sich bestens für Cocktails und Bowlen.

Cocktail mit frischen Früchten

Zutaten: *1 saftige, mittelgroße Birne • 1/2 reife Papaya 2 cl Orangensaft • 4 cl Apfelessigbasismischung 2 cl flüssige Sahne*

Zubereitung: Die Birne waschen, vierteln, das Kerngehäuse entfernen und mit dem Mixer pürieren. Papaya halbieren, Schale und Kerne entfernen und pürieren. Erst Apfelessigbasismischung und Orangensaft, dann die gut gekühlte flüssige Sahne und das zerkleinerte Eis hinzufügen. Zusammen mit den Fruchtpürees cremig aufmixen. Das Mixgetränk kühl servieren.

»Ein mildes, sehr gut schmeckendes Getränk mit deutlichem Birnenaroma und einer leichten Säure.«

Apfelessig mit Sanddorn

Sanddorn ist sehr gesund. Mit ihm lässt sich das Immunsystem so richtig in Schwung bringen – Viren und Bakterien haben dann kaum mehr eine Chance.

Zutaten: *1 EL Sanddornvollfrucht • 4 TL Apfelessig 1 EL Honig • 0,2 l Mineralwasser*

Zubereitung: Sanddorn, Apfelessig und Honig in ein Glas geben und mit Mineralwasser auffüllen.

Dieser Drink enthält viel Vitamin C zur Stärkung der Abwehrkräfte.

Cocktail mit Ananas und Apfelsaft

Zutaten: *3 Scheiben Ananas (Dose) • 4 cl Apfelessigbasismischung • 3 cl Ananassaft • 8 cl naturtrüber Apfelsaft • zerstoßenes Eis*

Zubereitung: Die Ananasscheiben pürieren und mit der Apfelessigbasismischung und dem Ananassaft verrühren. Dazu den gekühlten Apfelsaft zusammen mit dem Crasheis mixen. Das Getränk kühl servieren.

»Der Cocktail zeichnet sich durch den exotischen, angenehm fruchtigen Ananasgeschmack und ein leicht süßliches Honigaroma aus.«

Apfelessig statt Keks und Schokolade

Übergewichtigen stehen heute eine Vielzahl von synthetischen Präparaten zur Verfügung, die den Appetit unterdrücken sollen, damit man nicht Gefahr läuft, zu viel zu essen. Auf diese Weise soll man abnehmen können. Die meisten Ärzte warnen jedoch vor der unkontrollierten Einnahme solcher Appetitzügler, da sie häufig unerwünschte und manchmal sogar gefährliche Nebenwirkungen haben können.

Darum muss man sich bei der Einnahme von naturreinem Apfelessig mit dem Ziel einer Gewichtsabnahme nicht sorgen. Ganz im Gegenteil: In der richtigen Dosierung ist Apfelessig uneingeschränkt gesund und versorgt den Organismus mit vielen wertvollen Substanzen, mit Mineralstoffen, Vitaminen, Aminosäuren und Enzymen, was gerade bei einer reduzierten Kost so wichtig ist. Diese Substanzen sind auch die Ursache dafür, dass ein Glas Apfelessigwasser immer ein bisschen satt macht.

Meist ist das Verlangen nach Süßem auch eine Frage der Gewohnheit. Versuchen Sie bewusst, die tägliche Ration von Zucker, Schokolade oder Eis zu reduzieren.

Körpersignale beachten

Das Sättigungsgefühl ist das natürliche Signal des Organismus, dass er mit wichtigen Nährstoffen versorgt ist. Wer also 10 bis 15 Minuten vor dem Essen ein Glas Apfelessigwasser oder einen anderen Apfelessigcocktail genießt, wird anschließend sicher weniger bei den Mahlzeiten zu sich nehmen.

Dieser Effekt lässt sich noch steigern, wenn man den einen oder anderen Schluck des Apfelessiggetränks etwas länger im Mund behält. Das sensibilisiert die empfindlichen Geschmacksnerven, und man ist anschließend schon mit relativ kleinen Mengen Zucker, Salz oder anderen Geschmacksträgern zufrieden gestellt.

Mit Apfelessig gegen Heißhunger

Tierversuche legen des Weiteren die Vermutung nahe, dass bei der Essigverwertung im Organismus Enzyme benötigt werden, die sonst bei der Aufbereitung von Nahrungsfetten helfen. Bindet der Essig diese Enzyme, kann der Organismus weniger Fett aufnehmen. Auch dieser Zusammenhang wird für das Sättigungsgefühl, das nach Essiggaben zu beobachten ist, verantwortlich gemacht. Denn der Appetit richtet sich gern auf energiereiche, also fetthaltige Kost. Wenn der Organismus aber mangels dieser bestimmten Enzyme weniger Fett aufnehmen kann, ist ein geringerer Appetit auf Fett die Konsequenz.

Schon allein durch seinen säuerlichen Geschmack hilft Apfelessig, der Versuchung nach Süßem zu widerstehen.

Auf der anderen Seite kann man mit Appetit größere Mengen von Salat oder Rohkost verzehren, wenn man sie reichlich mit dem herzhaften Apfelessig anmacht. Ohne seine fruchtige Würzkraft würden viele dieser für Diäten zu empfehlenden Speisen zu blass im Geschmack sein.

Apfelessig dämpft also gerade den Heißhunger auf Dickmacher, wohingegen er gesunde Schlankheitskost erst richtig verlockend macht.

Der süße Teufelskreis

Der Vorteil, Rohkost mit Apfelessig schmackhafter zu machen, kann für Übergewichtige nicht hoch genug bewertet werden. Rohkost wie auch Obst und Säfte helfen, den Blutzuckerspiegel konstant auf dem richtigen Niveau zu halten. Ist der Blutzuckerspiegel zu niedrig, wird die Lust auf Süßes geweckt, da Gehirn- und Nervenzellen stets auf eine ausreichende Versorgung mit Glukose angewiesen sind. Gibt man der Naschlust nach, erhöhen sich die Blutzuckerwerte zwar für kurze Zeit, sie sinken aber spätestens nach einer halben Stunde auf Werte unter dem Ausgangsniveau, und die Lust auf Süßes meldet sich erneut. Das ist es, was Süßigkeiten fast schon zu Suchtstoffen macht – und ganz nebenbei wird man immer dicker.

Essig als Schlankheitsmittel für den Herrn

Von dem englischen Dichterfürsten Lord G. Byron (1788–1824) ist überliefert, dass er seinen überflüssigen Pfunden mit einer Radikalkur zu Leibe rückte, bei der er außer Essigwasser und Zwieback nichts anderes zu sich nahm. Das war nach damaliger Erfahrung wohl die wirksamste Maßnahme, möglichst schnell wieder rank und schlank zu werden, denn der adelige Poet soll extrem eitel gewesen sein. Und offensichtlich wusste man auch seinerzeit schon, dass nicht allein der Essig die Fettpölsterchen zum Schmelzen bringt; eine reduzierte Kost ist unabdingbar.

Mit einer Apfelessigkur kann man sehr gut Pfunde verlieren, ohne dem Körper wichtige Mineralien und Nährstoffe vorzuenthalten.

Die richtige Dosierung

An dieser Stelle soll auch auf Pfarrer Kneipp verwiesen werden: Wer auf gesunde Weise abnehmen möchte, sollte nicht zu viel Apfelessigwasser bzw. zu viele Apfelessigcocktails trinken. Bis zu dreimal täglich ein Getränk, das zwei Teelöffel Apfelessig enthält, dürfte für die meisten das Maximum darstellen, wobei schon ein Mixgetränk mit zwei Teelöffeln Apfelessig pro Tag, über einen längeren Zeitraum genossen, durchaus genügt. Wenn Sie mehr konsumieren, bringt dies keine zusätzliche Wirkung, Sie nehmen also dadurch nicht schneller ab. Stattdessen laufen Menschen mit einem empfindlichen Magen Gefahr, die Apfelessigmixturen nicht mehr ganz so gut zu vertragen. Achten Sie deshalb, wie bei allen Mitteln aus der Erfahrungsheilkunde, auf die Signale Ihres Körpers, und zwingen Sie sich keinesfalls, Apfelessig einzunehmen, wenn Ihrem Magen das nicht besonders bekommt!

Süße Sachen mit Sirup

Die folgenden Drinkvorschläge mit köstlichen Sirupsorten stammen von Erich Häusler, dem Leiter der Kreativ-Küche in Hamburg.

Kirschcocktail

Zutaten: *4 cl (= 4 EL) Apfelessigbasismischung*
6 cl Kirschsirup oder Kirschnektar (weniger süß)
10 cl Mineralwasser
Zubereitung: Die Apfelessigbasismischung mit Kirschsirup oder Kirschnektar mischen und mit Mineralwasser auffüllen.

Zur Anreicherung und Geschmacksverstärkung des Erdbeercocktails kann man auch einige frische Erdbeeren pürieren und dem Cocktail hinzufügen. Eventuell mit Honig oder Ahornsirup nachsüßen.

Apfelessig mit Waldmeister

Zutaten: *4 cl Apfelessigbasismischung • 6 cl Waldmeistersirup • 10 cl Mineralwasser*
Zubereitung: Die Apfelessigbasismischung mit Waldmeistersirup mischen, mit Mineralwasser auffüllen und servieren. Nach Belieben mit Eiswürfeln oder Crushed Ice (siehe Seite 122) servieren.

Erdbeercocktail

Zutaten: *4 cl Apfelessigbasismischung • 6 cl Erdbeersirup • 10 cl Mineralwasser • 3 Eiswürfel*
Zubereitung: Die Apfelessigbasismischung mit Erdbeersirup verrühren und mit Mineralwasser auffüllen. Mit Eiswürfeln oder auch Crushed Ice (siehe Seite 122) und einem Trinkhalm servieren.

Himbeercocktail

Zutaten: *4 cl Apfelessigbasismischung • 6 cl Himbeersirup • 10 cl Mineralwasser*
Zubereitung: Apfelessigbasismischung und Himbeersirup verrühren, mit Mineralwasser auffüllen
Zusätzlich können frische pürierte Himbeeren dazugegeben werden. Mit Honig oder Ahornsirup nachsüßen.

Cocktail mit Himbeere und Kirsche

Zutaten: *4 cl Apfelessigbasismischung • 2 cl Himbeersirup • 4 cl Kirschsirup • 10 cl Mineralwasser*
Zubereitung: Die Basismischung mit Sirup verrühren und mit Mineralwasser auffüllen.

Bei diesen Variationen sind der Experimentierfreude keine Grenzen gesetzt. Versuchen Sie einfach, aus Ihrem Lieblingsobst mit Apfelessig einen köstlichen Drink zu mixen.

Cocktail mit Kirsche und Apfelsaft

Zutaten: *2 TL Apfelessig • 1–2 TL Honig (oder wahlweise 4 cl Apfelessigbasismischung) • 4 cl Kirschsirup 4 cl Mineralwasser • 8 cl naturtrüber Apfelsaft*
Zubereitung: Apfelessig und Honig (oder Apfelessigbasismischung) in ein Glas geben, mit Kirschsirup, Mineralwasser und Apfelsaft verrühren und servieren.

Erfrischender Beerensirup

Zutaten: *500–1000 g Himbeeren, Brombeeren oder Johannisbeeren • 1 l Apfelessig • 750 g Zucker*
Zubereitung: Die sauberen Beeren in ein Steingutgefäß geben und den Apfelessig darüber gießen. Gut verschlossen etwa 8 Tage lang an einem kühlen Ort ziehen lassen. Dann abseihen, die Flüssigkeit auffangen und mit Zucker vermischen. In einer feuerfesten Form erhitzen, bis der Zucker geschmolzen ist. Den Sirup abkühlen lassen und in Flaschen füllen. Mit Wasser verdünnt ein erfrischendes, durststillendes Getränk.

Honig, des Apfelessigs bester Begleiter

Honig ist zuckerreicher Blütennektar, den die Bienen in ihren Honigmägen mit Enzymen angereichert und dem sie zugleich das Wasser entzogen haben. Weil die Bienen den Honig auf diese Weise quasi vorverdauen – die Mehrfachzucker im Honig werden dabei zu Einfachzuckern zerlegt –, ist Honig ein so rascher und bekömmlicher Energiespender. Unser Organismus kann die Einfachzucker umgehend resorbieren und muss sie nicht selbst aus den Mehrfachzuckern gewinnen.

Wenn wir einen Löffel Honig essen, nehmen wir neben Zucker eine ganze Palette wertvoller Substanzen wie Enzyme, lebenswichtige Vitamine, Mineralstoffe und Spurenelemente, Säuren, Eiweißbausteine (Aminosäuren), Boten- und Dufstoffe sowie mehrere antibiotische, also keimhemmende Stoffe auf. Beispielsweise enthält Honig alle wichtigen – essenziellen – Aminosäuren, die der Körper nicht selbst herstellen kann. Außerdem beinhaltet er natürliche keimtötende Substanzen (die unter der Bezeichnung »Inhibine« zusammengefasst werden), die Krankheitserreger zerstören bzw. in ihrer Wirkung abschwächen können.

> **Honig ist sehr vielfältig in seiner Verwendung – ob als Süßungsmittel, natürliches Antibiotikum, zur Wundbehandlung oder für die Schönheit. Diesem Naturprodukt sind (fast) keine Grenzen gesetzt.**

Honig ist Medizin

Bis heute sind erst knapp 200 der im Honig enthaltenen Einzelstoffe entschlüsselt, man vermutet jedoch, dass noch einmal so viele unentdeckt in dem Sammelprodukt der Bienen schlummern. Rechnet man die etwa 200 verschiedenen Substanzen hinzu, die sich in einem guten, naturtrüben Apfelessig vereinen, so wird augenfällig, weshalb die Apfelessig-Honig-Kombination ein solches Energiepaket ist. Und da viele traditionelle Anwendungsbereiche für den Apfelessig wie Verdauungsstörungen, Erkältungen, Husten, Schlaflosigkeit oder Erschöpfungszustände auch für den Honig gelten, wird klar, dass sich durch die Kombination beider Stoffe, die sich geschmacklich geradezu anbietet, auch ihre Heilkraft verdoppelt.

Ein Apfelessigcocktail, der mit Honig gesüßt wird, ist unvergleichlich wertvoller für die Gesundheit als etwa ein mit Süßstoff verfeinerter. Nur Diabetiker und Patienten mit starker Neigung zu Blähungen werden wohl auf die Honigzugabe verzichten müssen.

Schon in den ältesten Kulturen war Honig nicht nur Nahrung und der einzige zur Verfügung stehende Süßstoff, sondern auch bedeutsames Heil- und Stärkungsmittel. Hippokrates, der berühmteste Arzt der Antike, verordnete ihn innerlich zur Fiebersenkung und Blutverdünnung, wandte ihn äußerlich bei eiternden Wunden und Verbrennungen an. Und die griechischen

Wer auf Honig verzichten will, kann Apfelessig auch ungesüßt trinken oder mit Süßstoff süßen. Allerdings fehlen dann natürlich die heilenden Komponenten des Bienenprodukts.

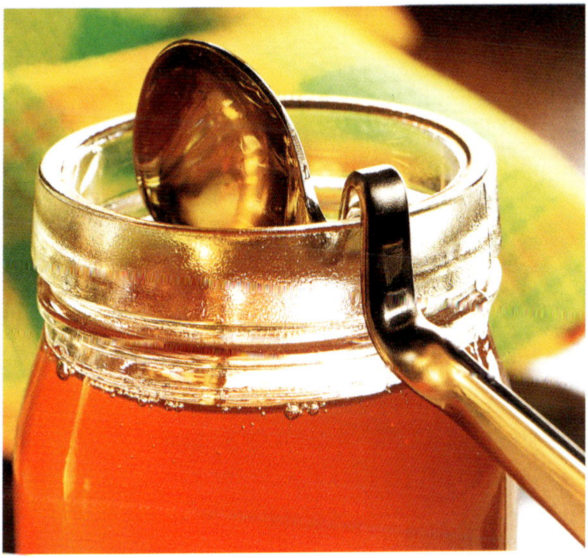

Honig ist seit Menschengedenken nicht nur Süßungsmittel, sondern auch Medizin. Zurzeit erlebt er eine spektakuläre Wiedergeburt.

Olympioniken aßen ihn täglich, um ihre Kondition zu bewahren. Den alten Germanen war Honig so teuer, dass sie die Bienen den heiligen Tieren zuordneten, in deren Gegenwart keine bösen Worte fallen und Streitereien ausgetragen werden durften.
Bis heute hat Honig einen wichtigen Stellenwert in der Volks- und Naturheilkunde, und auch die Schulmedizin weiß um seine sanfte Heilkraft.
Honig hat wie Apfelessig einen schonend abführenden Effekt und wirkt sich überhaupt regulierend auf alle Darmfunktionen aus. Ein Glas lauwarmes Apfelessig-Honig-Wasser ist daher der ideale Morgentrank, mit dem man die Verdauung in Schwung bringt oder eine leichte Verstopfung natürlich behandelt.

Bei Erkältungen hilft Honig in Tees, die Abwehrkräfte wieder zu mobilisieren und den schwachen Organismus zu stärken.

Honig gegen Infektionen

Seiner antibakteriellen und entzündungshemmenden Wirkung wegen lindert so ein Getränk auch leichte Darminfektionen, die durch Erreger, z. B. in verunreinigtem Wasser, oder durch ungewohnte, fremdländische Speisen hervorgerufen werden. Es wirkt heilend bei Magen-Darm-Erkrankungen und bei Durchfällen.
Honig in Kombination mit Apfelessig ist zudem verstärkt schleimlösend. Ein Getränk aus heißem Wasser, Honig und Apfelessig lindert die Beschwerden bei Husten, Schnupfen und Bronchitis.
Honig kurbelt darüber hinaus den Kreislauf an, stärkt die Nerven, wirkt harntreibend und schweißtreibend. Man nimmt ihn deshalb auch bei Erschöpfung, Schlaflosigkeit und Nervosität, bei Blasenproblemen und fiebrigen Erkältungen gerne ein. Die Selbstbehandlung mit Apfelessig und Honig kann jedoch nur unterstützend wirken, bei ernsteren und hartnäckigen Beschwerden aber keinesfalls den Gang zum Arzt ersetzen.

Die Qualität ist wichtig

Damit der süße Stoff seine volle Heilkraft entfalten kann, muss auf die Honigqualität geachtet werden. Er sollte möglichst naturbelassen sein. Wird Honig zu stark, gemeint ist über 40 °C, erhitzt, gehen viele der gesundheitlich wertvollen Bestandteile verloren. Besonders die hochaktiven Enzyme nehmen dadurch Schaden. (Wenn auf dem Etikett das Qualitätsmerkmal »fermentreich« zu finden ist, so ist dies stets ein wichti-

Den besten Honig bekommen Sie direkt beim Imker. Hier können Sie sicher sein, dass keine chemischen Zusätze enthalten sind.

Rezept für Honigessig

Wenn Sie Apfelessig mit Honig vermischen, haben Sie stets einen süßsäuerlichen Essig zur Hand, der sich hervorragend für sämtliche Apfelessigcocktails, aber auch für Salatdressings und Saucen eignet. Je nach der gewählten Honigsorte lässt sich der Essig geschmacklich variieren.

Zutaten: *1/2 l Apfelessig • 3–4 EL Honig*
20 Tropfen Honigaroma

Zubereitung: Man gibt den Apfelessig in ein Gefäß mit weiter Öffnung und rührt den Honig ein, bis er sich gelöst hat. Damit sich der Honig besser löst, kann man den Essig leicht erwärmen. Um den Honiggeschmack zu intensivieren, ohne dass gleichzeitig der Essig zu süß wird, kann man zum Schluss noch 20 Tropfen eines künstlichen Honigaromas hinzugeben, das man relativ preisgünstig unter der Bezeichnung »HT« in vielen Naturkostläden erhält.

Man kann den Essig zusätzlich mit Kräutern und Gewürzen (z. B. 10 Gramm Malvenblüten und 5 Gramm Thymian) verfeinern. Diese müssen nach etwa 4 Wochen Einwirkzeit wieder abgefiltert werden.

ger Hinweis darauf, dass es sich um qualitativ hochwertigen Honig handelt.) Honig ist nicht nur wärme-, sondern auch lichtempfindlich. Man sollte ihn stets geschützt in einem trockenen, verschlossenen, dunklen Schrank aufbewahren, damit die antibakteriellen und entzündungshemmenden Eigenschaften nicht verloren gehen. Ratsam ist es zudem, jeweils immer nur kleine Mengen an Honig einzukaufen.

Dass Honig mit der Zeit auskristallisiert, also vom flüssigen in einen festen Zustand übergeht, ist ein natürlicher Vorgang. Damit er wieder flüssig wird, erwärmt man ihn vorsichtig (nicht über 40 °C) in einem Wasserbad. Besonders mineralstoff- und enzymreich ist übrigens dunkler, würziger Waldhonig.

Nüsse sind sehr gesund – aber auch äußerst gehaltvoll an Kalorien. Deshalb sollten Sie nicht immer gleich Unmengen von ihnen zu sich nehmen.

Powerdrink mit Nüssen

Vor allem durch die Macadamianüsse liefert dieses Getränk reichlich Energie, ist praktisch eine komplette Trinkmahlzeit. Macadamia wird auch als die Königin der Nüsse bezeichnet. Sie liefert von allen Nüssen das meiste Eiweiß, ist reich an Vitaminen (A, B, E) und Mineralstoffen (Eisen, Magnesium). In ihnen stecken größtenteils ungesättigte Fettsäuren, die Herz und Gefäße stärken. Natürlich kann auch auf andere Nüsse (Wal- oder Pekannüsse) oder blasenstärkende Kürbiskerne ausgewichen werden.

Zutaten: *2 EL Macadamia- oder andere Nüsse*
100 ml Karottensaft • 100 ml naturtrüber Apfelsaft
1 Becher (125 g) probiotischer Joghurt • 1 EL Honig
1 EL Apfelessig

Zubereitung: Die Nüsse im elektrischen Zerkleinerer oder von Hand mit der Kaffeemühle fein zermahlen. Zusammen mit den übrigen Zutaten in den Elektromixer füllen und gut verquirlen.

Apfelessige mit Aroma

Ein Aromaessig ist ein Essig, dem bestimmte Geschmackszutaten beigemischt werden, die dann so lange in dem Essig ziehen, bis er das Aroma dieser Zutaten angenommen hat.

Mit Früchten oder mit Fruchtsäften angereicherte Essige ergeben, mit Wasser (oder Fruchtsäften) verdünnt und mit Honig gesüßt, eventuell mit Eiswürfeln gekühlt, erfrischende Sommergetränke. Alle Apfelessigcocktails können auch mit solchen Fruchtaromaessigen gesäuert werden. Sie erzielen dadurch immer neue, interessante geschmackliche Spielarten. Aromaessige sind aber auch zum Würzen von Sommersalaten, Saucen, Gemüsegerichten, dicken Suppen, Fleischspeisen oder Fruchtdesserts geeignet.

Da bei den relativ teuren Fruchtaromaessigen oft künstliches Aroma zugesetzt wird, lohnt sich die Eigenherstellung auf jeden Fall.

Zum Aromatisieren geeignete Früchte sind beispielsweise Brombeeren, Himbeeren, Schwarze Johannisbeeren, Kirschen, Erdbeeren, Quitten etc. Aber auch Orangen- oder Zitronenschalen, Honig, Nüsse oder Rosinen geben ihr spezielles Aroma an den Essig weiter.

Aromatisierte Essige sind eine Bereicherung für jede Küche. Neben Balsamicoessig zählen auch Kräuter- und Himbeeressig zu den echten Feinschmecker-zutaten.

Die Herstellung ist ganz einfach

- Man verwendet möglichst ungespritzte, frische oder tiefgekühlte Früchte (unaufgetaut). Die Früchte werden gewaschen und trockengetupft, anschließend zerkleinert bzw. zerdrückt. Angefaultes oder verdorbenes Obst wird aussortiert.
- Man gibt etwa 2 bis 3 Tassen voll Früchte oder auch Fruchtsäfte zusammen mit weiteren Würzstoffen (Kräuter, Honig, Zitronen-, Orangenschale etc.) in ein weites

Gefäß aus Glas, Kunststoff oder Edelstahl (keine Metall-, Keramik- oder Emailbehälter verwenden) und gießt 1/2 Liter Apfelessig darüber.

Die Herstellung von Aromaessigen ist vollkommen problemlos. Man braucht weder besonders viel Platz noch ein aufwändiges Gerät dafür.

- ▶ Die Früchte oder Kräuter müssen immer gut mit Essig bedeckt sein.
- ▶ Der Apfelessig sollte etwas mehr Säure als üblich aufweisen, ca. 7 Prozent, da die Früchte einen Teil der Essigsäure absorbieren und andernfalls der Essig am Schluss zu wenig sauer sein könnte.
- ▶ Das Gefäß verschließen und etwa 2 bis 8 Wochen bei etwa 18 °C an einem dunklen Ort lagern. Je mehr Früchte man verwendet, desto kürzer kann die Ansatzzeit sein. Den Behälter ab und zu leicht schütteln.
- ▶ Durch gelegentliches Kosten stellt man fest, ob der Essig schon den gewünschten Aromatisierungsgrad erreicht hat.

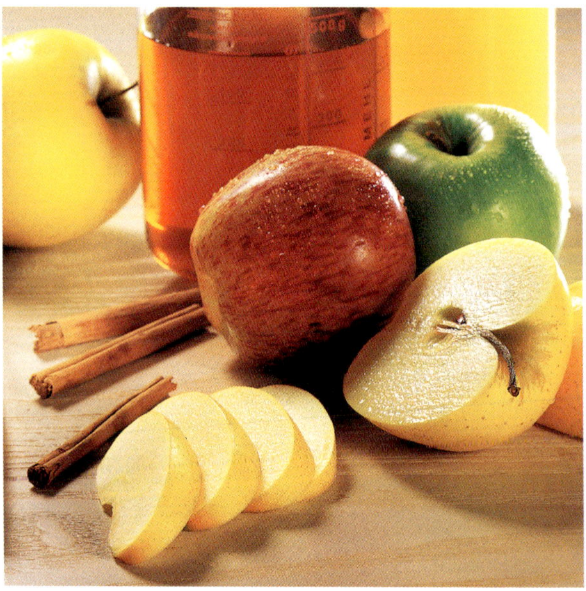

Leicht süßlich, mit einem Hauch Exotik: Apfel-Zimt-Essig.

▶ Sobald das gewünschte Aroma erreicht ist, die festen Bestandteile durch Filtertüten oder ein feines Leinentuch abseihen, dabei die Früchte sehr gut ausdrücken. Den fertigen Essig in eine sterilisierte Flasche füllen und gut verschließen.

▶ So ein selbst hergestellter Aromaessig ist verschlossen und dunkel gelagert etwa 1 Jahr lang haltbar. Eine angebrochene Flasche sollte in einem dunklen Schrank aufbewahrt und bald verbraucht werden.

Beim Abfiltern sollte man darauf achten, dass wirklich kaum mehr Rückstände im Essig bleiben – sonst verstärkt sich das Aroma immer mehr und kann schließlich zu penetrant werden.

Apfel-Zimt-Essig

Zutaten: *100 g in Scheiben geschnittene, unbehandelte Äpfel • 100 ml naturtrüber Apfelsaft • 5 zerstoßene Zimtstangen • 1/2 l Apfelessig*
Ansatzzeit: etwa 3 Wochen

Brombeeressig

Zutaten: *3 Tassen Brombeeren • 1/2 Tasse Zitronenmelisseblättchen • Schale von 1/2 unbehandelten Zitrone • 2 EL Honig • 1/2 l Apfelessig*
Ansatzzeit: etwa 2 Wochen

Erdbeeressig

Zutaten: *2 Tassen Walderdbeeren • 1/2 l Apfelessig, mit 1 EL Zucker oder 1 TL Honig verrührt*
Ansatzzeit: etwa 5 Wochen

Himbeeressig

Zutaten: *2 Tassen Himbeeren • 1/4 Tasse Zitronenmelisseblättchen • 1/2 l Apfelessig*
Ansatzzeit: etwa 2 Wochen
Tipp: Durch die Zugabe von etwas frisch gepresstem Himbeersaft zum fertigen Essig wird die Farbe wesentlich intensiver.

Bei Holunderbluten muss man darauf achten, dass alle Insekten zuvor gut aus den Blütendolden geschüttelt werden.

Holunderblütenessig

Zutaten: *2 Zweige frische oder 2 EL getrocknete Holunderblüten • 100 ml naturtrüber Apfelsaft 1 TL Zitronensaft • 1/2 l Apfelessig*
Zubereitung: Zutaten auf 40 °C erwärmen, dann 2 Wochen lang ruhen lassen.

Nussessig

Zutaten: *125 g geschälte und grob zerkleinerte Nüsse (nach Wahl) • 1 zerstoßene Zimtstange • 1/2 l Apfelessig*
Zubereitung: Zutaten auf 40 °C erwärmen, nach dem Auskühlen noch 6 bis 8 Wochen lang ziehen lassen.

Orangenessig

Zutaten: *Saft von 2 Orangen • Schale von 1 unbehandelten Orange • 1/2 l Apfelessig*
Ansatzzeit: etwa 2 bis 3 Wochen

Rosinenessig

Zutaten: *1 Hand voll Rosinen (ungeschwefelt) etwas Zimt • 1/2 l Apfelessig*
Ansatzzeit: etwa 6 Wochen

Rosinenessig mit grünem Pfeffer

Zutaten: *1 Hand voll Rosinen (ungeschwefelt) 1 EL grüne Pfefferkörner • 1/2 l Apfelessig*
Zubereitung: Alle Zutaten auf 40 °C erhitzen. Nach dem Abkühlen noch 4 Wochen lang ruhen lassen.

Schwarze-Johannisbeeren-Essig

Zutaten: *2 Tassen Schwarze Johannisbeeren 1/2 l Apfelessig*
Ansatzzeit: etwa 2 Wochen

Zitronenessig

Zutaten: *Saft von 3 Zitronen • Schale von 1 unbehandelten Zitrone • eventuell 1 Zweig Zitronenmelisse 1/2 l Apfelessig*
Ansatzzeit: 2 bis 3 Wochen

Statt Zitronen kann man natürlich auch andere Zitrusfrüchte verwenden, z. B. Grapefruit oder Limetten.

Das kann man in Essig einlegen

Heil- und Gewürzkräuter, Gewürze, Früchte, Gemüse, Beeren, Honig, Blüten, Nüsse, Pilze eignen sich.
Tipp: Ihr Fruchtaromaessig ist rascher fertig, wenn Sie den Essig mit den Aromastoffen allmählich bis auf etwa 40 °C erhitzen. Nach dem Auskühlen die Aromastoffe im Essig die angegebene Zeit ausziehen lassen. Abfiltern und in eine Flasche füllen.

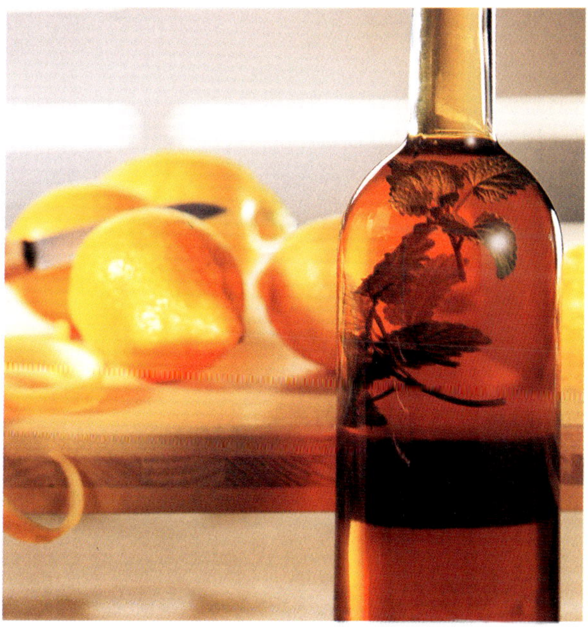

Vitamin C-Spender, auf Flaschen gezogen: Essig mit Zitronenaroma erfrischt doppelt.

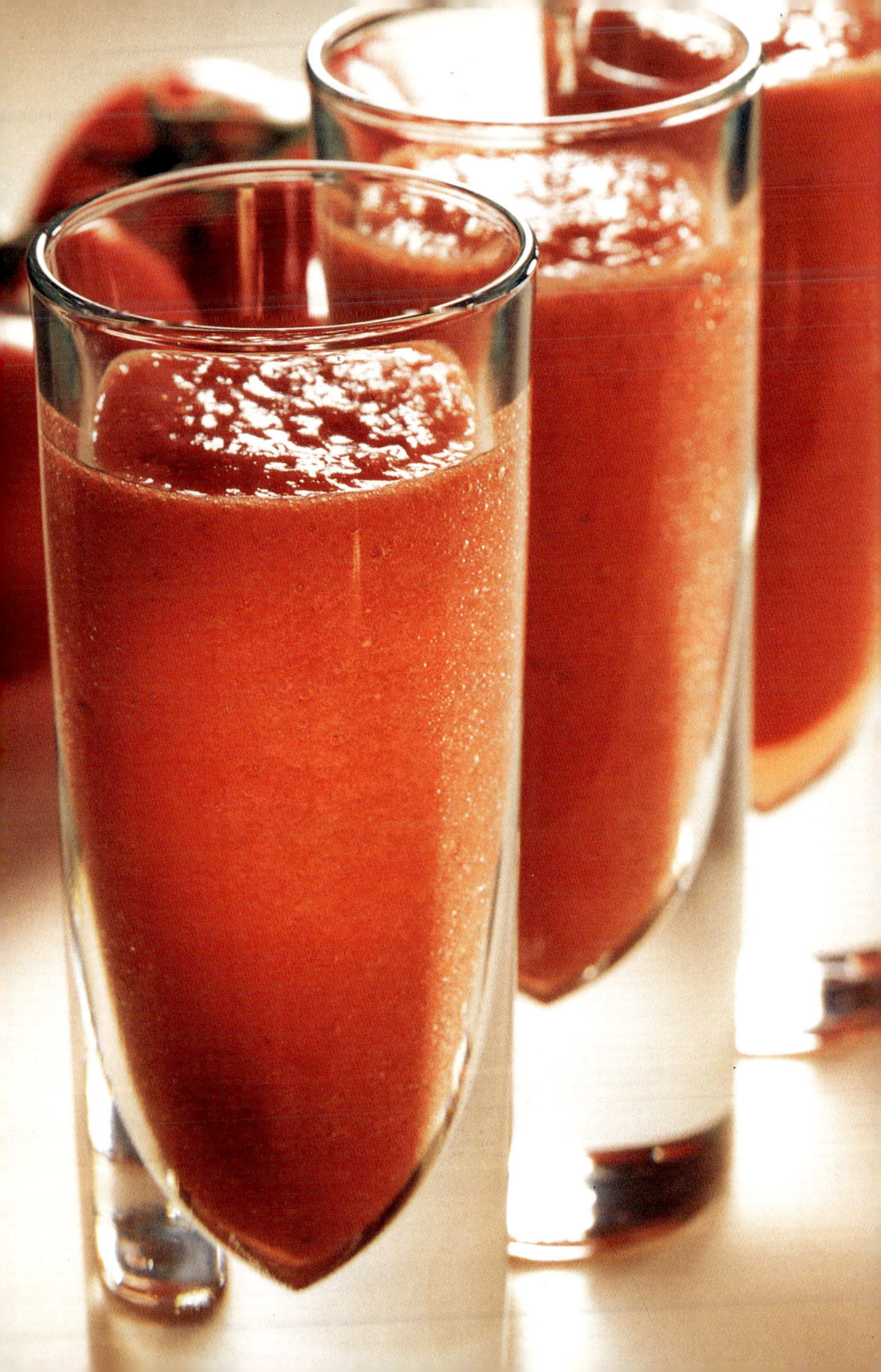

Kräuter und Gemüse im Glas

Wenn man Kräuter, Molke, Gemüsesäfte und -stückchen hinzugibt, lassen sich nicht nur prickelnde Softdrinks zaubern, sondern richtige kleine Mahlzeiten im Glas anrichten. Bekömmlich und mit wenig Kalorien, eignen sie sich hervorragend für eine kurmäßige Anwendung, als Zwischenmahlzeit oder Snack.

Die gesunde Erfrischung zum Abnehmen

Viele genießen Apfelessigwasser auch zwischendurch als gesunde Erfrischung und gegen den Durst. Andere nehmen es über einen gewissen Zeitraum tagtäglich zu den Mahlzeiten ein, um das Abnehmen zu unterstützen. Das Getränk füllt den Magen, vertreibt Heißhunger auf Süßigkeiten und unterstützt auf sanfte Weise den Fettabbau.
Wer mehrmals täglich den Jarvis-Cocktail trinkt, sollte sich mit je einem Teelöffel Apfelessig und Honig auf ein Glas Wasser begnügen. Wegen der Kalorienbilanz kann auf den Honig auch verzichtet werden.

Das Wasser im Apfelessigtrunk darf gerne kühl sein, allerdings sollte es nicht eiskalt sein, da es sonst den Magen zu sehr reizen kann.

Für Magenempfindliche

Apfelessig mit Süßmolke und Honig ist der ideale Morgentrank für magenempfindliche Personen oder wenn man unter Übersäuerung leidet. Man kann das Apfelessiggetränk fertig im Reformhaus erwerben. Es ist zusätzlich mit Alpenkräutern verfeinert. Sie mischen zwei Teelöffel von diesem Apfelessig-Molke-Trank einfach mit Wasser und nehmen ihn morgens zur Therapieunterstützung oder zur Gesundheitsvorsorge ein.

Apfelessig und Gemüsesäfte mixen

Gemüsesäfte enthalten Substanzen, die das Immunsystem stimulieren, für junge Haut und gesunde Gefäße sorgen. Gönnen Sie sich eine erfrischende Trinkkur!

Apfelessig-Karotten-Mix

Zutaten: *0,2 l Karottensaft • 3–4 TL Apfelessig 1–2 TL Sanddornfruchtmark • 2 Tropfen Pflanzenöl*
Zubereitung: Den Saft in ein Glas füllen, mit Apfelessig und Sanddornmark abschmecken, das Öl einrühren.

Das in Karotten reichlich enthaltene Vitamin A lässt sich im Organismus besser verwerten, wenn man zeitgleich etwas Öl zu sich nimmt. Achten Sie aber darauf, dass das Öl kaltgepresst und hochwertig ist, z. B. Oliven-, Sesam- oder Distelöl.

Cocktail für glänzendes Haar

Zutaten: *150 ml Karottensaft • 100 ml Orangensaft 1 EL süße Sahne • 1–2 TL Apfelessig*
Zubereitung: Alle Zutaten im Mixer oder mit dem Rührstab schaumig verquirlen und langsam trinken.

Augencocktail

Zutaten: *200 ml Karottensaft • 50 ml Milch • 1/2 TL gehackte Petersilie • 1–2 TL Apfelessig • etwas Kräutersalz • gemahlener Pfeffer*
Zubereitung: Saft, Milch und die frische Petersilie gut miteinander verquirlen, mit Apfelessig, Kräutersalz und Pfeffer würzen. Wegen der Petersilie den Drink am besten löffeln.
Dieser Drink macht strahlende, gesunde Augen.

Apfelessig-Gemüse-Saft mit Zitrusfrüchten

Zutaten: *0,2 l Gemüsesaft • 1 Zitrone • 1 Orange 1–2 EL Honig • 1–2 TL Apfelessig*
Zubereitung: Den Gemüsesaft mit dem frisch gepressten Saft der Zitrone und der Orange verrühren. Mit Honig und Apfelessig aromatisieren.

Apfelessig-Multigemüsesaft mit Leinsamen

Zutaten: *0,2 l Gemüsesaft • 1–2 TL Apfelessig 1 EL Leinsamenschrot • etwas Meersalz • frisch gemahlener Pfeffer • 1 EL gehackte Kräuter*
Zubereitung: Gemüsesaft in ein Glas füllen, Apfelessig und Leinsamenschrot einrühren, mit Salz und Pfeffer würzen. Nach Belieben mit gehackten Kräutern bestreut servieren.

Apfelessig und Tomatensaft

Zutaten: *2 TL Apfelessig (oder 4 cl trinkfertigen Apfelessigtrank) • 0,2 l Tomatensaft • Pfeffer aus der Mühle Meersalz • Worcestersauce • 1–2 Tropfen Öl • nach Belieben 1 EL gehackte Kräuter*
Zubereitung: Den Apfelessig ins Glas geben und mit Tomatensaft auffüllen. Mit frisch gemahlenem Pfeffer und nach Belieben etwas Meersalz und Worcestersauce

Eine natürliche Verdauungshilfe

Darmträgheit und Verstopfung beruhen meist auf mangelnder Bewegung und auf falscher Ernährung mit zu wenig Ballaststoffen. Der Nahrungsbrei braucht dann zu lange, um den Darm zu passieren. Die geschroteten oder fein aufgebrochenen Samen der Ölleinpflanze (= Leinsamen), wie sie im Reformhaus erhältlich sind, enthalten reichlich Ballaststoffe (Schleimstoffe) und verfügen über ein hohes Quellvermögen. Das erhöht das Volumen der Darmfüllung und wirkt sich positiv auf die Peristaltik, die Eigenbewegung des Darms, aus. Die Passage des Darminhalts wird insgesamt beschleunigt und die Verdauung reguliert.

Der Gemüsecocktail mit Leinsamen und Apfelessig stellt eine ideale Darmpflege und eine milde Verdauungshilfe dar. Er kann über einen längeren Zeitraum (einige Wochen oder Monate) getrunken werden; jedoch nicht mehr als ein Glas pro Tag, am besten morgens noch vor dem Frühstück.

pikant abschmecken. Zum Schluss 1 bis 2 Tropfen gutes, kaltgepresstes Öl, z. B. Maiskeimöl, einrühren. Nach Belieben mit 1 Esslöffel frisch gehackten Kräutern bestreuen.

Cocktail aus frischen Tomaten

Die Cocktails mit milchsauer vergorenen Säften genießt man morgens vor dem Frühstück in kleinen Schlucken. Für eine Kur sollte man dies vier bis sechs Wochen lang durchhalten.

Zutaten: *200 g reife Tomaten • 2 TL Apfelessig Selleriesalz, Pfeffer aus der Mühle • Tabasco*

Zubereitung: Die reifen Tomaten grob würfeln und samt Schale im Mixer pürieren. Durch die Schale bekommt der Saft seine schöne rote Farbe. Den Saft mit Apfelessig, Selleriesalz, Pfeffer und Tabasco kräftig würzen. Mit Eiswürfeln servieren.

Apfelessig und milchsauer vergorene Säfte

Zutaten: *1–2 TL Apfelessig • nach Belieben 1 TL Honig 50–100 ml milchsauer vergorener Gemüsesaft (z. B. Rote-Bete-Saft, Karottensaft, Gemüsecocktail, Sauerkrautsaft)*

Zubereitung: Man gibt den Apfelessig und nach Belieben 1 Teelöffel Honig in ein Glas und füllt mit der gewünschten Menge Gemüsesaft auf.

Gemüsesäfte mit Apfelessig anreichern

Artischocken für Leber und Gallenblase

Wichtigste Inhaltsstoffe: Vitamine B, C, E und Beta-Karotin; reichlich Inulin baut Harnstoff ab (wichtig bei Gicht); Bitterstoffe stärken das Immunsystem

Heilwirkung: regt Leber und Gallenblase an, wirkt entgiftend, entwässernd, senkt erhohte Blutfettwerte, regt die Drüsentätigkeit stark an, regeneriert die empfindliche Darmschleimhaut, ist entzündungshemmend und wirkt blutreinigend

Zur Unterstützung und Stärkung von Leber und Gallenblase und bei erhöhtem Cholesterinspiegel trinkt man täglich 50 Milliliter Artischockensaft mit ein bis zwei Teelöffeln Apfelessig über einen längeren Zeitraum hinweg.

Rote Bete stoppt den Alterungsprozess

Wichtigste Inhaltsstoffe: Ein besonders hoher Anteil des Mineralstoffs Silizium sorgt für elastische und geschmeidige Gefäßwände, starke Knochen, frische Haut; Folsäure regt vor allem die Hormonproduktion an und sorgt so für gute Laune; Rote Bete ist zudem auch reich an Kalium (entwässert, entsäuert) und enthält außerdem viele Ballaststoffe, die regulierend auf die Verdauung wirken

Heilwirkung: stärkt das Bindegewebe, fördert das Zellwachstum, sorgt für bessere Eiweißverwertung, für feste Nägel und glänzendes Haar

Tomaten und Karotten für die Gefäße

Wer täglich zwei Gläser frisch gepressten Tomaten- oder Karottensaft (330 Milliliter) trinkt, kann auch ohne größere, umfassende Ernährungsumstellung etwas gegen einen momentan erhöhten Cholesterinspiegel tun.

Nach einer Studie der Bundesforschungsanstalt für Ernährung in Karlsruhe genügt täglich bereits diese Saftmenge, um das »böse« LDL-Cholesterin im Blut zu verringern und damit Gefäßschäden vorzubeugen. Die Säfte haben im Gegensatz zu den rohen Früchten sogar noch den Vorteil, dass der Körper die Karotinoide besser aufnehmen kann.

Gekochte, geschälte und in Scheiben geschnittene Rote Bete kann man mit einer Marinade aus 1/8 l Sahne, 1 EL Apfelessig, eventuell 1 Spritzer Zitrone, 1 TL Ahornsirup, etwas Kümmel und geriebenem Merrettich, Salz und frisch gemahlenem Pfeffer würzen. Vor dem Servieren eine Weile durchziehen lassen.

Sauerkraut – für Nerven und Darm

Wichtigste Inhaltsstoffe: Vitamine Niazin, B6 und B12, das normalerweise nicht in pflanzlichen Lebensmitteln vorkommt; reich an Vitamin C; enthält für die Blutbildung wichtige Folsäure; viele Mineralstoffe (Kalium, Eisen, Magnesium, Zink)
Heilwirkung: aktiviert Körper und Geist, macht widerstandsfähiger gegenüber Stresssituationen, für gesundes Zellwachstum, stärkt Knochen und Muskeln, verjüngt, stärkt die Abwehrkräfte.
Täglich morgens ein kleines Glas Sauerkrautsaft mit 1 bis 2 Teelöffeln Apfelessig regt die Verdauung an.

Für so ein Milchmixgetränk, das meistens mit Obst, Gemüse, Säften oder Ballaststoffen angereichert wird, kann man getrost einmal eine Mahlzeit ausfallen lassen. Alle Sauermilchdrinks sollten sofort nach der Zubereitung verzehrt werden.

Apfelessig mit Molke & Co.

Während Apfelessig und Vollmilch kaum miteinander harmonieren, passen Apfelessig und Sauermilchprodukte wie z. B. Buttermilch, Molke oder Kefir hervorragend zusammen. Das sättigt (mehr noch, wenn man es löffelt) und macht garantiert nicht dick.

Molkebasisdrink

Zutaten: *150 ml Diätkurmolke • 2 TL Apfelessig 2 TL flüssiger Honig*
Zubereitung: Diätkurmolke mit Apfelessig und Honig gut verrühren. Wenn sich der Honig nicht leicht auflöst, kurz mit dem Stabmixer durchquirlen.

Bananenmolke

Zutaten: *1 Banane • 1 EL Sanddorn • 2 TL Honig 2 TL Apfelessig • etwas Ahornsirup • 150 ml Diätkurmolke*

Zubereitung: Die Banane mit dem Stabmixer pürieren und mit den übrigen Zutaten verquirlen. Als Ballaststoff kann man noch zusätzlich 2 Esslöffel Haferkleie einrühren (wirkt cholesterinsenkend).

Bananen sind kohlenhydratreiche Energiespender und damit die ideale Zwischenmahlzeit. Der Bananen-Molke-Cocktail kann fast schon eine Hauptmahlzeit ersetzen.

Vitamincocktail mit Molke

Zutaten: *1 kleine Birne • 1 Orange • 2 TL Apfelessig 100 ml Trinkmolke • 150 ml Karottensaft • 1 TL Weizenkeim- oder Maiskeimöl • 1 EL Haferflocken*

Zubereitung: Die Birne waschen, entkernen und in Stücke schneiden. Die Orange auspressen. Die Birnenstücke, Orangensaft, Apfelessig und die Trinkmolke im Mixer pürieren. Karottensaft und Öl dazugeben und nochmals aufmixen. In ein Glas füllen und mit Haferflocken bestreuen.

Molke mit Ananas und Orange

Zutaten: *2 Orangen • 2 Scheiben frische Ananas 1/2 l Diätkurmolke • 1–2 EL Honig • 2 TL Apfelessig etwas Zitronensaft • 1 EL Ananasfruchtmark*

Zubereitung: Orangen schälen und klein schneiden, Ananas in Stücke schneiden und die Fruchtstücke im Mixer pürieren. Die Diätkurmolke dazurühren. Mit Honig, Apfelessig, etwas Zitronensaft und eventuell Ananasfruchtmark abschmecken.

Molkedrink mit Beeren

Zutaten: *250 g Erdbeeren, Himbeeren oder Brombeeren etc. • 150 ml Diätkurmolke • 2 TL Apfelessig Honig oder Ahornsirup*

Zubereitung: Die Beeren waschen, putzen und pürieren. Molke und Apfelessig dazugeben, mit Honig oder Ahornsirup süßen. Wer mag, rührt 2 Esslöffel Haferkleie oder Leinsamenschrot dazu.

Molkedrink mit Haferkleie

Da Haferkleie fast neutral schmeckt, kann sie ohne weiteres in Müslis, Milchdrinks, Suppen und unter Gemüse geschmuggelt werden. Bei warmen Speisen aber immer erst, wenn der Kochvorgang bereits abgeschlossen ist.

Zutaten: *1 reife Banane • 150 ml Diätkurmolke 2 EL Ananasfruchtmark (oder Mangovollfrucht, im Reformhaus erhältlich) • 1 EL flüssiger Honig 1 EL Apfelessig • 1 Schuss Ahornsirup • 2–3 EL Haferkleie*

Haferkleie senkt den Cholesterinspiegel im Blut

Haferkleie enthält viele hochwirksame Ballaststoffe. In einem Esslöffel Haferkleie stecken fünf Gramm, in einem großen ungeschälten Apfel etwa sechs Gramm Ballaststoffe. Ballaststoffe sättigen, ohne dass sie wesentlich Kalorien zuführen. Ballaststoffe wirken sich auch bei erhöhten Cholesterinwerten im Blut positiv aus. Sie binden nämlich im Dünndarm die aus Cholesterin gebildeten Gallensäuren und führen sie der Ausscheidung zu. Der Organismus benötigt die Gallensäuren aber beispielsweise im Rahmen des Fettstoffwechsels, und so müssen neue Gallensäuren gebildet werden. Dazu ist wiederum Cholesterin nötig, ein Bestandteil der Gallensäure. Es wird dem Blut entzogen, was auf längere Sicht gesehen den Cholesteringehalt des Bluts abzusenken hilft. Ballaststoffreich sind: Haferflocken, Hülsenfrüchte, Obst und Gemüse, Vollkornbrot und -nudeln. Wer seinen Cholesterinspiegel dauerhaft senken möchte, sollte mit der Nahrung pro Tag mindestens 30 bis 35 Gramm Ballaststoffe aufnehmen. Verbraucher im fortgeschrittenen Alter sollten daran denken, generell etwas weniger Getreidekörner und -flocken aufzunehmen als Jüngere.

Zubereitung: Banane pürieren, Diätkurmolke dazurühren, mit Ananasfruchtmark, Honig, Apfelessig und Ahornsirup abschmecken. Zum Schluss Haferkleie einrühren.

Pfirsichmolke

Zutaten: *1 reifer Pfirsich ohne Haut (oder 100 ml Pfirsichnektar) • 150 ml Diätkurmolke • 1 EL gesüßter Sanddorn • 2 TL Apfelessig • 1 TL gehackte Walnüsse*
Zubereitung: Pfirsich zerteilen und mit dem Stabmixer pürieren. Molke, Sanddorn und Apfelessig dazurühren. Alles in ein Glas füllen und mit den Nüssen bestreuen.

Die zum Teil stark quellenden Stoffe können in einem Darm, der altersbedingt Ermüdungserscheinungen zeigt, verklumpen und zu Steinbildungen führen. Auf jeden Fall muss bei einer ballaststoffreichen Kost auch darauf geachtet werden, dass man sehr viel trinkt.

Gurken-Kefir-Cocktail

Zutaten: *1/2 Salatgurke • 1 EL Dill • 2 EL Sauerampferblättchen • 1 Becher Kefir oder fettarmer Joghurt 1–2 TL Apfelessig • Kräutersalz • frisch gemahlener Pfeffer*
Zubereitung: Die Salatgurke schälen, zerkleinern und im Mixer mit den gehackten Kräutern pürieren. Mit Kefir oder Joghurt (mit lebenden Bakterienkulturen) vermischen, mit Apfelessig, Kräutersalz und Pfeffer aus der Mühle frisch-würzig abschmecken.
Die in Kefir oder Joghurt enthaltenen Milchsäurebakterien wirken sich positiv auf die Darmflora aus, und die Darmperistaltik wird angeregt. In Verbindung mit Apfelessig wird der entgiftende und entschlackende Effekt des Sauermilchprodukts noch verstärkt.

Molke mit Sanddorn

Zutaten: *150 ml Diätkurmolke • 2 TL Apfelessig 2 TL flüssiger Honig • 1 EL Sanddornmark*
Zubereitung: Diätkurmolke mit Apfelessig, flüssigem Honig und Sanddornmark gut verrühren.

Warum eine Entschlackungskur?

Eine wichtige Funktion unseres Immunsystems und der Ausscheidungsorgane besteht darin, Krankheitserreger wie Bakterien, Viren oder Pilze unschädlich zu machen und aus dem Körper zu schaffen. Doch bei vielen sind Immunsystem und Ausscheidungsorgane von einer anderen Aufgabe in Beschlag genommen und somit in ihrer Abwehrkraft gegenüber Infektionskrankheiten (Grippe, Herpes, Bronchitis) geschwächt. Diese andere Aufgabe besteht im Ausleiten und Unschädlichmachen von Giftstoffen und körpereigenen Schlacken.

Wer sollte entschlacken?

Aufgrund der allgemein üblichen ungesunden Lebensweise haben die meisten von uns zu viel Schadstoffe im Blut, in der Muskulatur, in den Geweben und in der zellumgebenden Gewebeflüssigkeit. Wir essen viel zu viel tierische Fette und Zucker, Konservierungs- und sonstige Giftstoffe, putschen uns mit reichlich Koffein, Nikotin und Alkohol auf, atmen schlechte Luft und Umweltgifte ein, greifen zu oft zu Tabletten usw. Die Abwehrmechanismen des Organismus sind damit ausgelastet, solche Schlacken und Giftstoffe notdürfig aus den Zellen zu transportieren, angegriffene Schleimhäute und anderes Gewebe zu reparieren und freie Radikale, die beispielsweise durch Rauchen oder Ozon entstehen, abzuwehren. Krankheitserreger haben da ein leichtes Spiel.

Die einzelnen Ausscheidungssysteme des Körpers – Darm, Leber, Lunge, Nieren und Haut – werden durch die allgemeine starke Umweltbelastung, zu üppige und falsche Ernährungsweise, Medikamentenmissbrauch, zu viel Alkohol und zu wenig körperliche Bewegung und Entspannung überbeansprucht und kommen sozusagen mit der eigentlichen Arbeit nicht mehr nach. Stoffe, die im Grunde genommen ausgeschieden werden sollten, lagern sich dann im Gewebe und in den Gelenken ab. Man leidet in der Folge oft unter Kopf- und Gliederschmerzen, hat häufig Schnupfen und fiebrige Erkältungen, es kann zu Karies, Zahnverfall und Übersäuerungskrankheiten kommen, wie beispielsweise rheumatischen Beschwerden (Gicht oder Arthritis), zu unangenehmen und schmerzhaften Nieren- und Blasensteinen.

Wie kommt der Organismus wieder auf Trab?

Die effektivste Methode, um den Organismus von dem überschüssigen und schädigenden Ballast zu befreien, ist eine Entschlackung. Man verzichtet eine Zeit lang auf jede feste Nahrung, so dass die Verdauungsorgane eine innere Reinigung erfahren können. Wichtig ist, dass man während der reduzierten Ernährung reichlich trinkt, damit die Schlacken ausgespült werden können.

Durch viel Bewegung und Schwitzen (Sauna) erfolgt die Ausleitung von Schadstoffen zusätzlich über die Haut und die Lunge. Das unterstützt die innere Reinigung.

Fit mit Molke und Apfelessig

Durch den regelmäßigen Genuss eines Drinks mit Kurmolke und Apfelessig wird die Zellproduktion angeregt (was vor allem auf die Orotsäure in der Molke zurückzuführen ist), wird die Leber entlastet und die Tätigkeit von Darm und Nieren angekurbelt. Auf diese Weise werden Entwässerungs-, Entschlackungs- und Entgiftungsprozesse gefördert und insgesamt das Immunsystem gestärkt. Molke macht nicht nur fit, sondern als Begleiterscheinung auch von innen heraus schön.

Was ist Molke?

Süßmolke oder Molke ist ein wertvolles Abfallprodukt, das zurückbleibt, wenn aus Milch Käse gemacht wird. Sie gilt als ein richtiger Fitmacher und wird schon seit Jahrhunderten zur Steigerung der Lebenskraft sowie zur Entschlackung und Entwässerung verabreicht. Bereits die Ärzte im Altertum haben ihren Patienten bei verschiedenen Beschwerden vitalisierende Molkekuren verordnet.

Entschlackungsmaßnahmen entlasten die Verdauungsorgane, entwässern das Gewebe, senken Blutdruck, Cholesterin- und Blutzuckerspiegel. Das Immunsystem regeneriert sich und kann wieder Krankheitserreger bekämpfen. Nach einer Molkeentschlackungskur fühlt man sich wohler und energiegeladen. Die Haut ist besser durchblutet, sieht straffer und jünger aus. Die Haare haben wieder viel Glanz und Spannkraft und lassen sich gut frisieren.

Eine verträgliche Alternative

Wer nach dem Genuss von Milch Blähungen, Bauchweh oder Durchfall bekommt, leidet wahrscheinlich unter einer ganz bestimmten Verdauungsschwäche, der Laktoseintoleranz. Der Dünndarm produziert dann nicht genügend Laktase, das Enzym, das den Milchzucker bei der Verdauung in körperverwertbare Einfachzucker zerlegt. Wenn man nun infolge einer solchen Unverträglichkeit weitgehend auf Milchprodukte verzichtet, verliert man die ergiebigsten Kalziumlieferanten unter den Lebensmitteln. Zur Vorbeugung der Osteoporose empfiehlt es sich daher, auf Molke (oder Joghurt, Buttermilch, Kefir etc.) umzusteigen, da solche Sauermilchprodukte meist besser vertragen werden. Und wie Milch enthalten sie viel Kalzium, Eiweiß und Vitamine der B-Gruppe.

Reiche Auswahl an Molkeprodukten

Reformhäuser bieten spezielle Diätkurmolke an, die zusätzlich mit Protein angereichert wird. Sie ist allerdings nicht ganz billig. Wer seine Molke nicht selbst mit Säften und anderem verfeinern will, kann auf fertige Fruchtmolke in verschiedenen Geschmacksrichtungen ausweichen. Es gibt Molke auch als preiswerteres Pulver zum Anrühren – mit oder ohne Fruchtgeschmack, mit oder ohne Süßstoff – zur reichlichen Abwechslung.

So einfach geht's

Es muss nicht gleich eine länger währende Fastenkur sein, bereits ein paar Tage Nahrungsverzicht sind ein Segen und helfen dabei, den Organismus einmal richtig durchzulüften. Auch ein regelmäßiger Entschlackungstag in der Woche bringt schon bald spürbare Resultate. Positiv ist auch, wenn man gelegentlich aufs Abendessen verzichtet und stattdessen ein (Molke-)Getränk zu sich nimmt.

- Morgens ein Apfelessig-Honig-Getränk, das man gleich nach dem Aufstehen in kleinen Schlucken trinkt, hilft, die Arbeit der Entgiftungsorgane voranzutreiben und die Einlagerung von Schadstoffen in den Geweben zu erschweren. Der Morgentrank kurbelt die Verdauung an und bringt den Stoffwechsel auf Trab.
- An strikten Entschlackungstagen sollte man außer den Molkegetränken keine weitere, vor allem keine feste Nahrung zu sich nehmen. Wem das zu anstrengend erscheint, darf an den Molketagen aber zusätzlich Früchte, Säfte, Rohkost, Pellkartoffeln, Gemüsebrühe, gekochten Reis oder Haferbrei zu sich nehmen.
- Auf jeden Fall sollte an so einem Tag reichlich getrunken werden. Bis zu zwei Liter Früchtetees (ungesüßt), Mineralwasser, (verdünnte) Obst- und Gemüsesäfte. Auf schwarzen Tee, Kaffee, Alkohol und möglichst auch auf Nikotin sollte verzichtet werden. Vermeiden Sie in dieser Zeit auch die

Einnahme von Schmerzmitteln oder Medikamenten, die nicht unbedingt notwendig sind.

So kann Ihr Entschlackungstag aussehen

- Nach dem Aufstehen: 1 Glas lauwarmes Wasser mit 2 Teelöffeln Apfelessig schluckweise trinken.
Anschließend empfiehlt sich leichte Morgengymnastik, Yoga oder eine Ganzkörpermassage mit dem Luffahandschuh. Am rechten Fuß beginnend, auf das Herz zu massieren.
- Frühstück: 2 Tassen Kräutertee oder dünner schwarzer Tee mit etwas Honig. Mixgetränk Ihrer Wahl mit 150 Milliliter Diätkurmolke löffeln.
Trinken Sie zusätzlich über den Tag verteilt mindestens 2 bis 3 Liter Mineralwasser, Kräuter- oder Früchtetees.
- Vormittags: Ein Spaziergang oder sportliche Betätigung fördert die Lungen- und Hautfunktionen. Das baut erwiesenermaßen nicht nur Stress ab, sondern hilft auch beim Entgiften. Wer sich dabei warm anzieht, schwitzt stärker, was die Ausscheidung von Giftstoffen über die Haut ankurbelt. Anschließend warm abduschen.
- Imbiss: 2 Gläser Mineralwasser oder Kräutertee, Mixgetränk mit 150 Milliliter Diätkurmolke, dazu ein Gläschen (25 Milliliter) Frischpflanzensaft (z. B. Artischockensaft, unterstützt die Entgiftungsarbeit der Leber und hilft bei Cholesterinproblemen; Löwenzahnsaft fördert die Ausscheidung, aktiviert Leber und Nieren.
- Mittagessen: Mixgetrank von 150 Milliliter Diätkurmolke, dazu eventuell frisches Obst, roh geraspeltes oder kurz gedünstetes Gemüse oder Pellkartoffeln. Als Alternative eignet sich ein Teller Gemüsesuppe, die allerdings nicht zu üppig ausfallen sollte. Dazu Kräutertee oder Mineralwasser.
- Ein Mittagsschläfchen mit einer Wärmflasche auf dem Leib steigert die Entgiftungsleistung der Leber.
- Nachmittagsimbiss: Mixgetränk mit 150 Milliliter Diätkurmolke, dazu ein Gläschen (25 Milliliter) Frischpflanzensaft.
- 1/2 Stunde lang in der Sauna oder im Dampfbad zu schwitzen, ist an einem Entschlackungstag optimal.
- Abendessen: Löffeln Sie ein Molkemixgetränk Ihrer Wahl. Dazu 2 Tassen Kräutertee oder grünen Hafertee (Reformhaus), der entwässernd wirkt, die Verdauung anregt und die Ausscheidung von Harnsäure und anderen Stoffwechselprodukten anregt.
- Auch geistig entschlacken: Wer aufs Fernsehen verzichtet und stattdessen liest, Musik hört oder Briefe schreibt, tut seiner Seele etwas Gutes.

Apfelessig mit Buttermilch

Alle Milchdrinks sollten sofort nach der Zubereitung getrunken werden, denn wenn sie länger stehen, können sie sich in Geschmack und Farbe verändern.

Zutaten: *1/2 l Buttermilch • 1–2 TL Ahornsirup 2–3 TL Apfelessig*

Zubereitung: Die kalte Buttermilch mit Ahornsirup (oder Süßstoff) süßen, mit Apfelessig verrühren und servieren.

Bananen-Buttermilch-Drink

Zutaten: *1 Banane • 2 TL Apfelessig • 1 EL Haferkleie 100 ml Multivitaminsaft • 150 ml Buttermilch*

Zubereitung: Die Banane im Mixer fein pürieren. Mit Apfelessig, Haferkleie, Multivitaminsaft und kalter Buttermilch gut vermixen. Nach Belieben noch Eiswürfel zugeben. Sofort servieren.

Apfelessig und schwarze Melasse

Die schwarze Melasse wird nicht pur, sondern nur verdünnt genossen. Man löst einen Teelöffel des Zuckerrohrsirups in einer halben Tasse heißem Wasser, gibt die Mischung in ein Glas und füllt mit kaltem Wasser auf. Zum Schluss rührt man ein bis zwei Teelöffel Apfelessig darunter. Man trinkt diesen noch warmen Cocktail in kleinen Schlucken (nicht auf einen Sitz!) morgens gleich nach dem Aufstehen, und zwar über einen längeren Zeitraum. Im warmen Wasser gelöst, wird die Melasse vom Organismus besser aufgenommen und ist auch leichter verdaulich.

Empfehlenswert ist die kurmäßige Anwendung; dabei sollte täglich für vier bis sechs Wochen ein Cocktail aus Wasser und schwarzer Melasse genossen werden. Durch die Zugabe reinen, naturtrüben Apfelessigs wird das Getränk in idealer Weise gesäuert und um die gesundheitsfördernden Wirkstoffe des Säuerlings bereichert.

Hier wirkt schwarze Melasse

- Verschiedene Heilungserfolge durch den regelmäßigen oder kurmäßigen Genuss eines Mixgetränks mit schwarzer Melasse wurden dokumentiert bei Gelenkschmerzen sowie bei nachlassender Gedächtnisleistung und Konzentrationsfähigkeit.
- Auch wer unter Krampfadern, Durchblutungsstörungen, Geschwüren, Ekzemen, Hautkrankheiten oder Darmträgheit leidet, kann es, begleitend zur ärztlich verordneten Therapie, mit einem Getränk mit schwarzer Melasse versuchen.
- Das Gleiche gilt auch für Patienten, die unter Bluthochdruck, Angina pectoris und Herzschwäche leiden. Die Inhaltsstoffe eines solchen Melassegetränks wirken stärkend auf den Herzmuskel ein und helfen zusätzlich, Arterien geschmeidig zu halten und das Blut fließfähiger zu machen.
- Man konnte sogar beobachten, dass Arbeiter in den Zuckerrohrplantagen, die regelmäßig Zuckerrohr, also den Rohstoff der schwarzen Melasse, kauten, signifikant seltener unter Krebserkrankungen litten als andere Personengruppen.
- **Tipp:** Patienten mit Gelenkschmerzen berichten über ein deutliches Nachlassen der Beschwerden durch regelmäßige Melassebäder. Man löst dafür etwa ein Drittel der Dose schwarze Melasse in etwas heißem Wasser auf und fügt die Lösung dem wohl temperierten Badewasser hinzu. Die Badezeit sollte etwa 10 bis 15 Minuten betragen. Hinterher sollte man sich kalt abduschen, abtrocknen und anschließend warm eingepackt im Bett für ca. eine Stunde ruhen. Zwei Bäder pro Woche sollten es schon sein, bei starken Schmerzen auch mehr.

Bei starken Beschwerden nimmt man insgesamt dreimal täglich einen Gesundheitscocktail mit Melasse ein. So eine Kurmaßnahme sollte nicht weniger als sechs Wochen lang dauern.

Apfelessig und Schwarzkümmel

Zutaten: *2 Gläser Apfelessig • 1 Glas fein gemahlener Schwarzkümmel • 1 Glas Schwarzkümmelöl*

Zubereitung: Der Apfelessig wird in einem Topf erhitzt, das Schwarzkümmelpulver eingerührt und darin aufgekocht. Während des Kochens auch das Öl untermischen. Den Topf vom Herd nehmen, die Masse nochmals gut durchrühren und abkühlen lassen. Am besten im Kühlschrank aufbewahren.

Anwendungsgebiete: Bei Ekzemen und anderen juckenden Hautkrankheiten nimmt man 3-mal täglich 1 Teelöffel dieses Gesundheitscocktails ein. Es empfehlen sich zusätzlich äußerliche Anwendungen. Gegen Darmpilze wird die Einnahme von 1 Esslöffel dieser Mischung 3-mal täglich vor jeder Mahlzeit empfohlen. Darüber hinaus sollte eine spezielle Darmpilzdiät eingehalten werden.

Zwei bis drei Liter Flüssigkeit am Tag aufzunehmen, wie es immer empfohlen wird, ist manchmal gar nicht so leicht. Wenn Sie täglich eine Kanne Kräutertee mit Apfelessig und Zitrone trinken, erhöht das Ihre Flüssigkeitsbilanz auf gesunde Art und Weise.

Heiße Getränke

Nicht nur in der kalten Jahreszeit ist eine Tasse Tee wohltuend. Auch im Sommer schmeckt er und wirkt oft nachhaltiger gegen Durst und Hitze als viele eiskalte Getränke, die den Organismus zusätzlich belasten.

Schlehen-Tee-Punsch

Zutaten: *3–4 TL schwarzer Tee • 1 l Wasser*
1/2 l Schlehensaft oder -nektar (Reformhaus)
2 cl gesüßtes Sanddornmark • Saft von 1/2 Zitrone
1–2 EL Honig • 1–2 EL Apfelessig

Zubereitung: Den schwarzen Tee in ein Teesieb geben und mit 1 Liter kochendem Wasser aufgießen. 3 bis

4 Minuten lang ziehen lassen, dann das Teesieb herausnehmen. In einem Topf den Tee mit Schlehensaft, dem Sanddornmark und Zitronensaft vermischen. Nach Geschmack mit Honig süßen. Den Punsch erhitzen und, kurz bevor er kocht, von der Kochstelle nehmen. Anschließend den Apfelessig einrühren und den heißen Punsch in Gläser füllen.
Dieser Punsch wird normalerweise warm getrunken, schmeckt aber auch eisgekühlt sehr erfrischend.

Kräutertee mit Apfelessig

Zutaten: *1 l Kamillen-, Malven-, Pfefferminz-, Hagebutten- oder anderer Kräutertee • Saft von 1/2 Zitrone 2 EL Honig • 1 EL Apfelessig*
Zubereitung: Kamillen-, Malven-, Hagebutten-, Pfefferminz oder anderen Kräutertee wie gewohnt zubereiten. Mit dem frisch gepresstem Zitronensaft, Honig und Apfelessig abschmecken und kalt oder warm trinken.
Kräuter-Essig-Tee ist das ideale Getränk bei einer Entschlackungskur oder Reduktionsdiät.

Wer den Tee in einer Thermoskanne warm (oder kühl) hält, hat stets das passende Getränk parat.

Apfelpunsch

Zutaten: *5 TL schwarzer Tee • 100 g brauner Kandiszucker • 500 g säuerliche Äpfel • 1/2 frische Ananas 1/2 Limette • 1/2 Zimtstange • 2 Gewürznelken je 3 Piment- und Korianderkörner • 2 EL Apfelessig 1/8 l Calvados • 1/2 l Schlagsahne*
Zubereitung: Tee mit 1 Liter Wasser überbrühen, nach 5 Minuten abseihen und den Kandiszucker einrühren. Äpfel, Ananas und Limette schälen, in Scheiben schneiden und mit den Gewürzen zum Tee geben. Kurz aufkochen und nochmals 5 Minuten ziehen lassen. Apfelessig und Calvados hinzufügen, den Punsch durch ein Sieb in Gläser füllen und mit einem Sahnehäubchen garnieren.

Man kann natürlich den Calvados auch weglassen. Dann sollte man allerdings etwas mehr Früchte verwenden.

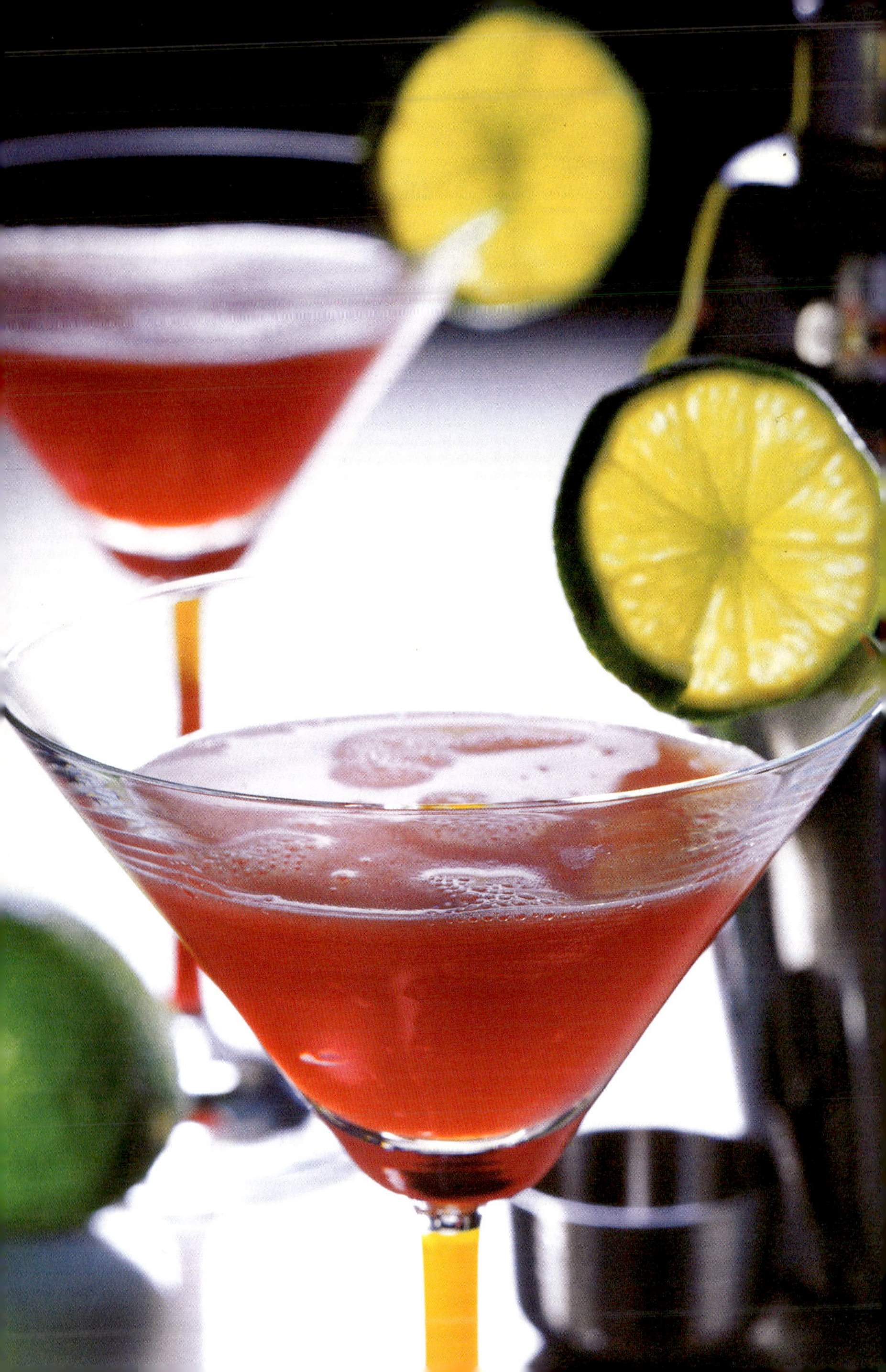

Zum Schluss mit Schuss

Im ersten Moment mag es befremdlich erscheinen, dass in einem peppigen Tropiccocktail aus Rum und Fruchtsäften auch ein Schuss Apfelessig stecken kann. Doch bei genauerem Hinsehen bzw. -schmecken macht sich die saure Dreingabe bestens im Bouquet der übrigen Geschmacksträger. Übertriebene Süße wird gemildert, blasse Ausprägungen bekommen Volumen. Zudem erhält die kleine Sünde so einen Schuss Gesundheit pur beigemixt, der allein im Apfelessig zu finden ist.

Als Essiggrundlage für Cocktails mit Schuss dient die Apfelessigbasismischung (siehe Seite 41). Für die meisten Cocktails mit Schuss benötigt man ein Schnapsgläschen (2 cl) von dieser Mischung.

In Maßen genossen ...

Nach Hinweisen aus einer japanischen Apothekerzeitschrift (Journal of Pharmacology) soll Essig bis zu einem gewissen Grad vor alkoholbedingten Magenschäden bewahren können. Anscheinend verändert der Essig den Magensaft so, dass er unter Alkoholeinfluss weniger aggressiv auf die Magenschleimhäute einwirkt. Doch abgesehen davon, dass aussagekräftige Reihenuntersuchungen in dem Zusammenhang noch ausstehen, scheint es fraglich, auf den gesundheitlichen Nutzen von Apfelessig hinzuweisen, während gleichzeitig ein Quantum Rum oder Wodka die Kehle hinunterrinnt. Inwieweit Alkohol schädlich, verträglich oder vielleicht sogar gesund ist, darüber muss jeder selbst befinden. In jüngster Zeit rauschten immer wieder Meldungen durch den Blätterwald der Gesundheitspresse, wonach ein Glas Wein täglich, insbesonders Rotwein,

Sie können statt der Apfelessigbasismischung auch einen fertigen Apfelessigtrank verwenden, wie es ihn im Handel gibt.

oder auch andere Alkoholika durchaus gesund seien. Das »Gläschen in Ehren« soll den Cholesterinspiegel günstig beeinflussen und das Herzinfarktrisiko um 30 Prozent senken. Zudem wirkt ein wenig Alkohol entspannend und stressmindernd, hilft bei der Fettverdauung und senkt den Blutdruck. In diesem Sinne ist wohl gegen einen Apfelessigcocktail mit Schuss zur »happy hour« am Feierabend nichts einzuwenden.
Auf der anderen Seite scheint die moderne Krebsforschung das nicht unwidersprochen zu lassen und verweist auf ein erhöhtes Krebsrisiko, das täglicher Alkoholkonsum, auch in kleinen Mengen, mit sich bringen kann. Und nicht zuletzt kennt jeder die Meinung der Suchtexperten zum Thema »Alkohol«.
Als Essiggrundlage für die Cocktails mit Schuss dient die Apfelessigbasismischung, wie bereits auf Seite 41 beschrieben. Es handelt sich um eine Komposition aus 2 Esslöffeln Apfelessig, 100 Milliliter Apfelsaft, 100 Milliliter Wasser, 1 bis 2 Teelöffeln Honig und einigen Sprit-

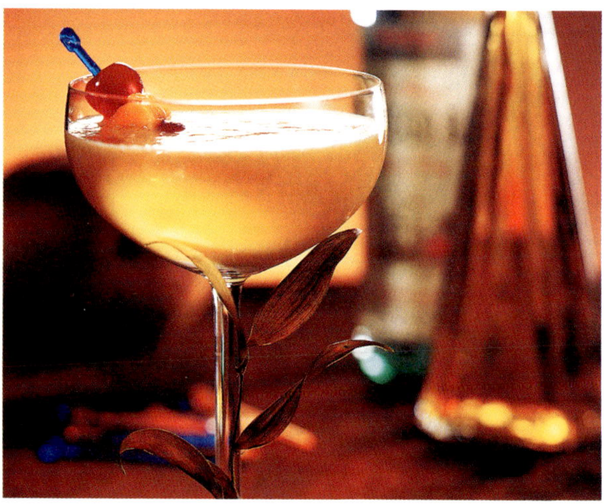

Die Karibik im Wohnzimmer: Mangodrink mit weißem Rum (siehe Seite 114).

zern Zitrone. Für die meisten Cocktails mit Schuss benötigt man ein Schnapsgläschen (2 cl) von dieser Mischung. Sie können auch fertigen Apfelessigtrank verwenden, wie es ihn zu kaufen gibt.
Die Cocktailkompositionen und die Kommentare zur geschmacklichen Einordnung der einzelnen Drinks stammen von Erich Häusler, dem Leiter der Kreativ-Küche in Hamburg.

Tropiccocktail

Zutaten: *1 cl Ananassaft • 2 cl Bananensaft • 2 cl Orangensaft • 2 cl Apfelessigbasismischung • 3 Eiswürfel 2 cl weißer Rum • Zucker und Grenadinesirup für den Zuckerrand • 1 Trinkhalm*
Zubereitung: Die Säfte und die Apfelessigbasismischung in einen Elektromixer gießen. Eiswürfel und weißen Rum hinzufügen und bei mittlerer Stufe mixen. Das Glas mit einem Grenadine-Zucker-Rand verzieren. Nach dem Einschenken mit Trinkhalm servieren.
»Ein heller, schaumiger Cocktail, fruchtig im Geschmack mit leichter Honignuance und einem fein säuerlichen Geruch. Ein milder schmackhaftes Getränk.«

Kanadischen Untersuchungen zufolge schützen neben den rohen Tomaten auch Tomatenprodukte wie Sauce, Ketchup oder Saft vor Krankheiten. Sie enthalten Lykopin, das als Oxidationshemmer wirkt und Zellschädigungen vorbeugt.

Tomatensaft-Wodka-Mix mit Basilikum

Zutaten: *6 cl Tomatensaft • 2 cl Apfelessigbasismischung • 2 cl Wodka • 4 Eiswürfel • 2 Basilikumblättchen*
Zubereitung: Tomatensaft mit der Apfelessigbasismischung in einen Shaker gießen. Den Shaker verschließen und gut schütteln. Wodka mit den Eiswürfeln in ein Glas geben. Mit der Tomatensaftmischung auffüllen und mit Basilikumblättchen garnieren.
»Ein roter Gemüsecocktail, der schwach säuerlich nach Apfelessig und deutlich nach Tomaten schmeckt.«

Leider ist es nicht einfach, den Kern der Mango vom Fruchtfleisch zu lösen. Trotzdem sollte man sich die Mühe machen – der leicht herbe Geschmack ist's wert.

Mangodrink mit weißem Rum

Zutaten: *1 reife Mango • 2 cl Ananassaft • 2 cl Apfelessigbasismischung • 2 cl weißer Rum • 4 cl ungesüßte, flüssige Sahne • 1 TL brauner Rohrzucker • 3 Eiswürfel 6 rote Cocktailkirschen • 1 langer Cocktailspieß*

Zubereitung: Die Mango waschen, schälen, halbieren und den Stein aus der Fruchtmitte entfernen. 1 Scheibe Fruchtfleisch für die Garnitur in kleine Stücke schneiden und beiseite legen. Das restliche Mangofruchtfleisch mit Ananassaft und der Apfelessigbasismischung in einem Elektromixer pürieren. Den Rum und die flüssige Sahne zugießen. Den braunen Rohrzucker und die Eiswürfel hinzugeben und kurz durchmixen. Den Drink in ein Glas füllen. Cocktailkirschen und kleine Mangostücke auf einen Cocktailspieß stecken und ins Glas stellen.

»Der helle cremige Rumdrink mit leichtem Honigduft und dem fruchtigen Geschmack der Mango wird durch das zarte Prickeln des Apfelessigs erst komplett.«

Kiwidrink mit weißem Rum

Zutaten: *3 Kiwis • 2 cl Apfelessigbasismischung 2 cl weißer Rum • 1 TL brauner Rohrzucker 3 Eiswürfel • 1 Zitronenviertel • 1 Cocktailspieß*

Zubereitung: Die Kiwis schälen und vierteln. 2 Kiwiviertel für die Garnitur zur Seite legen. Die übrigen Kiwis mit der Apfelessigbasismischung und dem weißen Rum in einem Elektromixer pürieren. Rohrzucker und Eiswürfel hinzufügen und nochmals durchmixen. Den Cocktail in ein Glas gießen. Kiwi- und Zitronenviertel auf einen Cocktailspieß stecken und in das Glas stellen.

»Der hellgrüne Drink mit lang anhaltender Schaumbildung ist erfrischend fruchtig.«

Kiwicremedrink mit weißem Rum

Zutaten: *3 Kiwis • 2 cl Apfelessigbasismischung*
2 cl weißer Rum • 1 TL brauner Rohrzucker
2 EL flüssige, ungesüßte Sahne • 3 Eiswürfel
1 TL Kokosmilchpulver • 1 Zitronenviertel
1 Cocktailspieß

Zubereitung: Die Kiwis schälen und vierteln. Ein Viertel für die Dekoration aufheben. Restliche Kiwis mit der Apfelessigbasismischung und dem weißen Rum in einem Elektromixer pürieren. Den braunen Rohrzucker, flüssige Sahne und Eiswürfel hinzufügen und kurz mixen. Das Kokosmilchpulver kurz dazurühren und den Cocktail in ein Glas gießen. Kiwi- und Zitronenviertel auf einen Cocktailspieß stecken und in das Glas stellen.

»Ein heller cremiger Drink mit weißem Schaum, der durch das Kokosmilchpulver lange stabil bleibt. Schmeckt leicht nach Kokos, spürbar fruchtig und ist sehr süffig. Eine angenehme Erfrischung mit Pfiff.«

Gerade bei Cocktails trinkt auch das Auge mit. Deshalb sind die vielen Farbtöne besonders interessant.

Pfirsichcocktail mit Grand Marnier

Zutaten: *3 Eiswürfel • 5 cl Pfirsichsaft • 2 cl Apfelessigbasismischung • 1 cl Grand Marnier • 1 TL brauner Rohrzucker • 2 cl Sekt • 1 Trinkhalm*

Zubereitung: Die Eiswürfel in den Shaker geben, Pfirsichsaft, Apfelessigbasismischung und Grand Marnier zugießen. Zum Schluss den braunen Rohrzucker hinzufügen. Den Shaker schließen und kräftig schütteln. In ein Glas sieben und mit gekühltem Sekt auffüllen. Mit Trinkhalm servieren.

»Ein prickelnd schaumiger Cocktail, der nach Grand Marnier und Pfirsich schmeckt. Mit einem angenehm leicht bitteren Aroma ohne aufdringliche Süße.«

Exotikdrink mit weißem Rum

Zutaten: *2 Kiwis • 2 cl Apfelessigbasismischung 2 cl weißer Rum • 4 cl Bananensaft • 2 cl Ananassaft 1 TL brauner Rohrzucker • 1 TL Ahornsirup 1 EL Kokosmilchpulver • 3 Eiswürfel*

Zubereitung: Die Kiwis schälen und vierteln. Ein Viertel für die Garnitur beiseite legen, die anderen Kiwis im Elektromixer fein pürieren. Apfelessigbasismischung, weißen Rum, Bananen- und Ananassaft dazurühren. Zucker, Sirup, Kokosmilchpulver und Eiswürfel zufügen und auf höchster Stufe kurz durchmixen. Den Cocktail in ein Glas gießen. Als Dekoration das eingeschnittene Kiwiviertel ans Glas stecken.

Alle Drinks sollten sofort serviert werden. Wenn Sie zu lange stehen, verwässern die Eiswürfel, oder der Cocktail wird zu warm.

So entsteht ein Zuckerrand

Hübsch und appetitlich sieht es aus, wenn man das Longdrinkglas mit einem Zuckerrand schmückt. Sie brauchen dazu weißen Kristallzucker oder braunen Rohrzucker, den Sie in eine kleine Schüssel füllen. Halbieren Sie eine Zitrone, und schneiden Sie eine Hälfte mit einem Messer in jener Breite ein, in der Sie den Zuckerrand wünschen. Ziehen Sie nun den Rand des Glases durch diese Schnittstelle und drehen den Glasrand sogleich im Zucker. Kurz ans Glas klopfen, damit loser Zucker abfällt. Den Drink und das Eis einfüllen und sofort servieren.

Wünscht man den Zuckerrand in einer bestimmten Farbe, so gibt man wenig Sirup (z. B. Waldmeister-, Grenadine- oder Kirschsirup) in eine kleine Schüssel, in eine andere etwas weißen Zucker. Man taucht den Glasrand zuerst etwa fünf Millimeter tief in den Sirup und dreht ihn anschließend im Zucker.

»Ein Drink von heller, cremiger Farbe, der lange schaumig bleibt. Eine gelungene Mischung von Fruchtaromen, einem leichten Anklang von Kokosnuss, von Alkohol und angenehmer Süße.«

Ananascocktail mit Rum

Zutaten: *4 Eiswürfel • 1 TL brauner Rohrzucker*
2 cl weißer Rum • 2 cl Apfelessigbasismischung
4 cl Ananassaft • 2 cl Sekt • 1 Babyananas
Zubereitung: Die Eiswürfel in den Shaker geben. Den Rohrzucker, den weißen Rum und die Apfelessigbasismischung zugeben. Shaker gut verschließen und kräftig schütteln. Den Inhalt in ein Glas sieben, mit dem gut gekühlten Ananassaft und Sekt aufgießen. Die Babyananas einscheiden und als Dekoration an den Glasrand stecken.
»Ein schaumiger, heller Cocktail mit leichtem Geruch nach Apfelessig. Von fruchtig prickelnder Frische und sehr aromatisch.«

Wodka heißt auf Deutsch »Wässerchen«. Er hat seinen Ursprung in Polen. Dort bezeichnet man als Wodka verschiedene, als Heilmittel geltende Wässerchen.

Blutorangenmix mit Wodka

Zutaten: *4 Eiswürfel • 2 cl Apfelessigbasismischung*
2 cl Wodka • 1 EL Ahornsirup • 1 TL brauner Rohrzucker • 6 cl Blutorangensaft • 1 Limonenscheibe
Zubereitung: In den Shaker zuerst die Eiswürfel geben, anschließend Apfelessigbasismischung und gekühlten Wodka hineingießen. Ahornsirup und braunen Rohrzucker dazugeben. Den Shaker gut schließen und kräftig schütteln. Inhalt durch den Strainer in ein Glas sieben und mit gekühltem Blutorangensaft auffüllen. Als Dekoration die eingeschnittene Limonenscheibe an den Glasrand stecken.
»Ein schaumiger, leicht prickelnder Cocktail. Es dominiert der Geschmack nach Blutorange. Sehr belebend.«

Ananascremecocktail

Zutaten: *6 Eiswürfel • 4 cl Ananassaft • 2 cl Apfelessigbasismischung • 1 TL brauner Rohrzucker
2 cl weißer Rum • 2 EL flüssige, ungesüßte Sahne
1 TL Kokosmilchpulver • 2 cl Sekt • 1 Babyananas
Kokosflocken nach Belieben • 1 Cocktailspieß*

Durch die Sahne wird dieser Cocktail besonders mild im Geschmack, durch die verschiedenen Fruchtsäuren erhält er eine sehr erfrischende Komponente.

Zubereitung: Die Eiswürfel in einen Shaker geben. Gekühlten Ananassaft mit der Apfelessigbasismischung zugießen. Braunen Rohrzucker und weißen Rum hinzugeben. Schließlich kommen noch die flüssige Sahne und das Kokosmilchpulver hinein. Den Shaker schließen und kräftig schütteln. Den Inhalt in ein Glas sieben. (Zum Shaken benutztes Eis kommt also nicht mit ins Glas.) Mit Sekt auffüllen. Zur Dekoration die Ananas vierteln, in Kokosflocken wenden, auf einen Cocktailspieß stecken und diesen in das Glas setzen.
»Ein zart cremiger, heller Cocktail, dessen appetitlicher Schaum sich lange hält. Im Geschmack sehr fruchtig und aromatisch mit einem leichten Prickeln.«

Zwetschgencocktail

Zutaten: *4 cl Zwetschgennektar • 2 cl Apfelessigbasismischung • 1 TL brauner Rohrzucker • 1 TL Kokosmilchpulver • Zucker und Himbeersirup für den Zuckerrand • 4 cl Sekt • 3 Eiswürfel • 1 Trinkhalm*
Zubereitung: Den Zwetschgennektar mit der Apfelessigbasismischung und braunem Rohrzucker in einen Elektromixer gießen. Zum Schluss das Kokosmilchpulver hinzugeben und auf höchster Stufe schaumig mixen. Mit Himbeersirup und Zucker einen Zuckerrand an das Glas fixieren. Cocktail ins Glas gießen, mit gekühltem Sekt auffüllen, Eiswürfel dazugeben und mit dem Trinkhalm servieren.

»Ein cremiger Cocktail mit schaumiger Krone. Fruchtig im Geschmack mit einem leichten Koskosnussaroma. Prickelnd und erfrischend, aber mit spürbarer Süße.«

Orangencocktail mit Curaçao Blue

Zutaten: *4 Eiswürfel • 4 cl Orangensaft • 2 cl Apfelessigbasismischung • 2 cl Curaçao Blue • 1 TL Ahornsirup • 2 cl Sekt • 1/2 Orange • 1 Cocktailspieß 4 rote Cocktailkirschen • 1 Limonenscheibe*

Zubereitung: Die Eiswürfel in den Shaker geben, darauf gekühlten Orangensaft, Apfelessigbasismischung und Curaçao Blue gießen. Den Ahornsirup hinzufügen. Shaker schließen und kräftig schütteln. Den Inhalt in ein Glas sieben und mit gekühltem Sekt auffüllen. Filets aus der Orangenhälfte schneiden. Auf den Cocktailspieß abwechselnd Orangenfilets und rote Cocktailkirschen spießen und ins Glas stellen. An den Glasrand die eingeschnittene Limonenscheibe stecken.

»Ein schaumiger Cocktail von grünblauer Farbe, mit einem prickelnden, säuerlichen Aroma, das sehr erfrischend ist.«

An Gemüsesäften empfiehlt sich vor allem Tomaten-, Karotten- oder auch Selleriesaft für diese Kreation.

Gemüsemixgetränk mit Korn

Zutaten: *6 cl Gemüsesaft (nach Wahl) • 2 cl Apfelessigbasismischung • 2 cl Korn • 2 Eiswürfel 1 Trinkhalm*

Zubereitung: Gut gekühlten Gemüsesaft mit Apfelessigbasismischung und kaltem Korn in einen Shaker gießen. Verschließen und gut schütteln. In ein Glas die Eiswürfel geben und die Gemüsesaftmixtur einfüllen. Mit Trinkhalm servieren.

»Ein hellroter Gemüsecocktail mit lang anhaltender Schaumbildung. Mit einem deutlichen Geschmack nach Gemüse und Alkohol.«

Fruchtiger Sektcocktail

Zutaten: *2 cl Birnensaft • 2 cl Bananensaft • 3 Eiswürfel • 2 cl Apfelessigbasismischung • 1 TL Ahornsirup 1 cl Wodka • 3 cl Sekt • 1 Banane in Scheiben • 4 rote Cocktailkirschen • 1 Karambole (Baumstachelbeere), in Scheiben geschnitten • 1 Cocktailspieß*

Statt mit Sekt kann man auch mit Prosecco oder natürlich Champagner auffüllen. In jedem Fall ist dieser Drink ein echtes Erlebnis.

Zubereitung: Birnen- und Bananensaft, Eiswürfel und Apfelessigbasismischung in einen Elektromixer geben. Ahornsirup und Wodka zugießen und mixen. Die Mixtur in ein Cocktailglas geben und mit gekühltem Sekt auffüllen. Bananenscheiben, Cocktailkirschen und Karambolescheiben auf einen Cocktailspieß stecken und auf das Glas legen.

»Eine helles, leicht schäumendes Mixgetränk, prickelnd mit einem schwach bitteren Beigeschmack. Erfrischend durch sein deutliches Fruchtaroma, mit einer angenehmen Honigsüße.«

Multivitaminmix mit Amaretto

Zutaten: *4 cl Multivitaminsaft von roten Früchten 2 cl Apfelessigbasismischung • 2 cl Amaretto 2 cl Pfirsichsaft • 1 TL Ahornsirup • 4 Eiswürfel 1 Limonenscheibe • 1 Zweig frische Minze*

Zubereitung: Gut gekühlten Multivitaminsaft mit der Apfelessigbasismischung, Amaretto und Pfirsichsaft in einen Elektromixer gießen. Den Ahornsirup und die Eiswürfel hinzufügen. Gut durchmixen. Den Cocktail in ein Glas gießen, mit Limonenscheibe und frischer Minze garnieren.

»Ein rotes Mixgetränk mit einer kleinen Schaumkrone und dem Geschmack nach süßlichen Früchten und Amaretto. Hinterlässt ein spürbar erfrischendes Prickeln im Gaumen.«

Birnenlikör-Mixgetränk

Zutaten: *2 cl Bananensaft • 4 cl Ananassaft • 2 cl Apfelessigbasismischung • 2 cl Williamsbirnenlikör • 3 Eiswürfel • 1 Cocktailspieß • 1/2 Babyananas • 3 grüne Cocktailkirschen*
Zubereitung: Gekühlten Bananen- und Ananassaft mit der Apfelessigbasismischung in einen Shaker gießen, den Birnenlikör hinzugeben. Den Shaker verschließen und gut schütteln. Den Inhalt in ein Glas sieben und mit Eiswürfeln servieren. Als Dekoration legt man den Cocktailspieß dazu, auf den abwechselnd kleine Stücke der geschälten Babyananas und grüne Cocktailkirschen gespießt sind.
»Ein helles Mixgetränk, das aromatisch nach Birne riecht. Der Geschmack ist leicht süßlich, aber mit erfrischend prickelnder Säure.«

Trauben-Kokos-Mixgetränk

Zutaten: *4 cl roter Traubensaft • 2 cl Birnensaft 2 cl Apfelessigbasismischung • 1 EL Ahornsirup 1 TL brauner Rohrzucker • 2 cl Batida de Coco 2 Eiswürfel • 1 Zitronenscheibe • 1 kleiner Zweig Zitronenmelisse*
Zubereitung: Traubensaft, Birnensaft, Apfelessigbasismischung und Ahornsirup in einen Elektromixer gießen. Danach kommen der braune Rohrzucker, Batida de Coco sowie die Eiswürfel hinein. Auf höchster Schaltstufe gut durchmixen. Cocktail in ein Glas gießen. Als Dekoration die eingeschnittene Zitronenscheibe mit Zitronenmelisse an den Glasrand stecken.
»Ein cremiges Mixgetränk mit Schaumbildung, süßlich und fruchtig im Aroma, mit deutlich erfrischendem Kokosgeschmack«.

Hübsch sieht es aus, wenn zu jedem Cocktail eine kleine Garnitur angerichtet wird. Meist sind es auf einen Cocktailspieß (oder einfachen Holzspieß) gepickte Fruchtstücke, Beeren, Cocktailkirschen oder Scheiben von Früchten, die eingeschnitten und ans Glas gesteckt werden, eventuell auch Zweige oder Blätter von Kräutern (Minze, Melisse).

Sommertag

Zutaten: *2–3 Eiswürfel • 6 cl Apfelsaft • 1–2 TL Apfelessig • 2 cl Grapefruitsaft • 4 cl Orangensaft 4 cl Campari • 1 Orangenscheibe*

Zubereitung: Zunächst die Eiswürfel in den Shaker geben. Dann die übrigen Zutaten dazugießen. Den Shaker gut verschließen und kräftig mixen. Mit dem Eis in ein hohes Longdrinkglas füllen. Den Glasrand mit der eingeschnittenen Orangenscheibe dekorieren.

Crushed Ice wird ganz einfach gemacht: Man gibt Eiswürfel erst in einen Gefrierbeutel und dann in ein sauberes Tuch. Auf einer festen Unterlage zerschlägt man die Eiswürfel mit dem Fleischklopfer oder einem Holzhammer.

Ein Katercocktail

Die Bezeichnung »Kater« für das Unwohlsein nach durchzechter Nacht geht auf das Wort »Katarrh« zurück (von griech. »panta (katar) rhei« = alles fließt (herab)) und hat nichts mit einem Stubentiger zu tun.
Ein Katarrh ist im medizinischen Sinn eine Entzündung von Schleimhäuten, ob der Nase, der Bronchien oder der ableitenden Harnwege. Wie der richtige Katarrh hat auch der Kater mit vermehrter Ausscheidung zu tun.

Hoher Mineralstoffverlust

Alkoholische Getränke führen eine gesteigerte Harnausscheidung (Diurese) herbei, wobei mit dem Wasser auch viele Mineralstoffe (Elektrolyte) wie Kalium, Natrium und Magnesium abfließen, und zwar umso mehr, je mehr Alkohol man am Abend zuvor konsumiert hat. Dies hat dann die bekannten Auswirkungen auf das Befinden und den Kreislauf.
Die Kopfschmerzen rühren meist von zuckrigen Alkoholika her, oder sie kommen von der schwefeligen Säure (Sulfit), die vor allem in süßen Weinen enthalten ist und in das Blut übergeht.

Bei Katerbeschwerden sollte man versuchen, den Verlust an Wasser und Elektrolyten wieder wett zu machen. Dafür bietet sich ein einfaches Apfelessiggetränk mit Mineralwasser und Apfelsaft (ohne Honig) an, denn sowohl durch Mineralwasser als auch durch Apfelessig werden Mineralstoffe aufgefüllt.

Statt einer Tablette hilft auch schwarzer Kaffee mit einem Schuss Zitronensaft oder Apfelessig, um hartnäckige Kopfschmerzen zu vertreiben.

Scharfes hilft

Vom Wasser- und Mineralsalzverlust rührt auch der Appetit auf Herzhaftes, Salziges oder Scharfes her, der einem »am Morgen danach« mit Sicherheit überkommt. Am besten wird er beim Katerfrühstück mit Salzgebäck, Chips, gesalzenen Nüssen, Bismarckheringen, scharf gewürzter Wurst, essigsauren Gurken, in Essig eingelegten Mixedpickles oder Oliven gestillt. Wer allerdings hier zu viel des Guten tut, bekommt – aufgrund der erhöhten Kochsalzzufuhr – enormen Durst. Und wer den mit einem Bierchen stillen will, erreicht meist nur eins: eine Neuauflage des Katers am nächsten Morgen.
Ein ideales Katergetränk ist übrigens auch ein Glas Sangrita, ein scharf gewürzter Gemüsetrinksaft, wie er fertig gemixt im Handel erhältlich ist. Wenn er zusätzlich mit zwei Teelöffeln Apfelessig angereichert wird, wirkt er noch besser.

Welcher Apfelessig soll es sein?

Wer seine Getränke mit Apfelessig anreichert, tut dies auch aus Geschmacksgründen, in erster Linie aber der Gesundheit wegen. Und der Gesundheit zuliebe sollte man auch den besten Apfelessig wählen. Das rechnet sich durchaus, da man jeweils nur kleine Mengen benötigt und so die »Investition« lange vorhält. Als Regel kann zudem gelten, dass ein Essig umso ergiebiger ist, je höher seine Qualität ist.

Ein guter Apfelessig ist von goldgelber bis goldbrauner Farbe und duftet würzig nach Äpfeln. Die meisten Apfelessige enthalten fünf bis sechs Prozent Säure. Die säuerliche Note ist aber mild und nicht beißend wie bei billigen Essigsorten.

Qualitativ hochwertiger Apfelessig ist zwar etwas teurer, doch das Geld lohnt sich. Denn die Wirkung von Apfelessig kann nur so gut sein wie das Ausgangsprodukt an sich.

Qualität ist etwas teurer

Solide Apfelessige von guter Qualität sind in Reformhäusern, gut sortierten Lebensmittelgeschäften (mit Bioabteilung), Naturkostläden oder auch auf Bauernmärkten erhältlich. Kostenpunkt: ungefähr 5 DM für 0,75 Liter.

Noch hochwertigere Apfelessige von teilweise erlesenem Geschmack bekommt man in Feinkostläden, von exklusiven Essigbrauereien (per Bestellung) bzw. direkt am Herstellungsort, wie beispielsweise den aus köstlichen Mostäpfeln vergorenen Balsamapfelessig aus der Steiermark.

Der solchen Edelobstessigen zugrunde liegende Apfelwein wurde jahrelang in verschiedenen Fässern aus wertvollen Hölzern gelagert, wobei auch Spuren des Holzaromas in den Essig eingingen. Für solche Spezialitäten – die während ihrer Reifezeit genauso sorgfältig behandelt werden wie ein guter Wein – muss man etwas tiefer in die Tasche greifen: etwa 20 DM aufwärts für 0,5 Liter.

Naturtrüb und biologisch gezogen

Was guten Apfelessig auszeichnet:

- Die Qualität der Früchte bestimmt die Güte des daraus gefertigten Essigs. Guter Apfelessig ist aus dem Saft ganzer vollreifer Äpfel gewonnen, nicht nur aus Apfelabfällen (Schalen, Stängel, Kerngehäuse etc.), dem unter Umständen noch etwas Apfelsaftkonzentrat beigemengt wurde.

- Die Äpfel stammen ausschließlich aus kontrolliert biologischem Anbau, sind also möglichst gering mit Schadstoffen belastet, da auf den Einsatz von Kunstdünger und chemischen Pflanzenschutzmitteln verzichtet wurde.
- Guter Essig darf keinesfalls künstlich behandelt sein, ist also unfiltriert oder nur leicht gefiltert und enthält keine Konservierungsstoffe oder sonstige Zugaben (wie beispielsweise Zucker). Oft steht dann »(rein) biologisch gewonnen« oder auch »naturvergoren« auf der Banderole.
- Guter Apfelessig sollte naturtrüb sein. Wenn Sie die Flasche schütteln und gegen das Licht halten, erkennen Sie winzige Schwebeteilchen oder eventuell einen Bodensatz, die aus der Apfelpressung stammen. Nur naturtrüber Apfelessig enthält die wertvollen Vitamine, Enzyme, Mineralien und Spurenelemente sowie das cholesterinsenkende Apfelpektin.
- Alle wichtigen Angaben finden Sie bei hochwertigen Apfelessigen auf dem Flaschenettikett.

In einigen Feinkostläden wird Essig auch offen verkauft. So kann man immer nur die Menge, die man auch wirklich innerhalb von ca. sechs Monaten verbraucht, bekommen.

Worauf man achten sollte

- Essig ist lichtempfindlich – nicht sehr, aber immerhin. Am besten hält er sich in dunkel getönten Flaschen oder Karaffen.
- Die Flasche oder Karaffe nach dem Öffnen sofort wieder verschließen und kühl (unter 20 °C) und dunkel aufbewahren. Ist die Essigflasche einmal angebrochen, sollte sie innerhalb von ca. sechs Monaten verbraucht werden.

Impressum
© 1998 Südwest Verlag GmbH in der Verlagshaus Goethestraße GmbH & Co. KG, München

Redaktion: Monika Parzinger, Sybille Schlumpp
Projektleitung: Dr. Alex Klubertanz
Redaktionsleitung und medizinische Fachberatung: Dr. med. Christiane Lentz
Bildredaktion: Ute Schoenenburg
Produktion: Manfred Metzger
Umschlag: Manuela Hutschenreiter, München
Layout: Wolfgang Lehner
DTP: Matthias Liesendahl

Printed in Italy
Gedruckt auf chlor- und säurearmem Papier

ISBN 3-517-08035-7

Über die Autorin

Margot Hellmiß ist freie Journalistin mit den Schwerpunktthemen Naturheilmethoden, alternative Therapieverfahren, gesunde Ernährung und Diät. Sie ist Autorin erfolgreicher Ratgeber im Gesundheitsbereich. Aus ihrer Feder stammen mehrere Bestseller rund um den Apfelessig.

Literatur

Bragg, Paul C. und Bragg, Patricia: Natürlicher Apfelessig – das Gesundheitselixier. Waldthausen-Verlag. Ritterhude 1996
Geiss, Heide Marie Karin: Essig-Brevier. Ehrenwirth-Verlag. München 1995
Hellmiß, Margot: Das große Praxisbuch Apfelessig. Südwest Verlag. 6. Auflage, München 1998
Jarvis, D. C.: 5 x 20 Jahre leben. Verlag Hallwag. Bern/Stuttgart 1963
Klein, Petra: Essig: Aceto Balsamico & Co. Econ Taschenbuch Verlag. München 1989
Oberbeil, Klaus: Abnehmen mit Apfelessig. Ludwig Verlag. 5. Auflage, München 1997
Thaker, Emily: Das große Buch vom Essig. Reuille Verlag. 1995

Hinweis

Das vorliegende Buch ist sorgfältig erarbeitet worden. Dennoch erfolgen alle Angaben ohne Gewähr. Weder Autorin noch Verlag können für eventuelle Nachteile oder Schäden, die aus den im Buch gemachten praktischen Hinweisen resultieren, eine Haftung übernehmen.

Bildnachweis

Alle Bilder stammen von Dirk Albrecht, Meinzerhagen, außer: Kargl Christian, München: Titel; Südwest Verlag, München: 69 (Bodo Schieren); Tony Stone, München: 1 (Catherine Panchout), 4 (Sara Taylor), 10 (Ian Shaw)

Sachregister

Rezepteregister